Dieta Antinfiammatoria: il cammino verso il benessere totale

Scopri come perdere peso, riattivare il metabolismo ed eliminare l'infiammazione per una vita più sana e felice

Di Matteo Silvestri

Sommario

CAPITOLO 1: INTRODUZIONE ALLA DIETA ANTINFIAMMATORIA

1.1 Definizione e Principi Fondamentali

La dieta antinfiammatoria non è solo un regime alimentare, ma un percorso verso una vita più sana e consapevole. Questa dieta, basata sulla riduzione dell'infiammazione cronica nel corpo, si concentra sulla selezione di cibi che promuovono il benessere e l'equilibrio interno. La definizione di "antinfiammatorio" in questo contesto si riferisce a qualsiasi alimento, bevanda o abitudine alimentare che riduca, prevenga o trattenga l'infiammazione nel corpo. Il corpo umano, quando funziona correttamente, usa l'infiammazione come meccanismo di difesa naturale contro lesioni, tossine e infezioni.

Tuttavia, un'infiammazione cronica può portare a una serie di problemi di salute come malattie cardiache, diabete, artrite e una miriade di altre condizioni. Diete ricche di zuccheri raffinati, grassi saturi e cibi trasformati possono contribuire significativamente all'infiammazione cronica. Al contrario, una dieta antinfiammatoria incoraggia il consumo di alimenti ricchi di antiossidanti, fibre, acidi grassi omega-3 e nutrienti essenziali. Questi componenti aiutano a combattere e ridurre l'infiammazione. Gli alimenti che sono pilastri di questa dieta includono frutta e verdura fresca, cereali integrali, legumi, noci, semi e fonti magre di proteine, come il pesce ricco di omega-3. I principi fondamentali della dieta antinfiammatoria si concentrano sull'equilibrio e la varietà. Non si tratta di eliminare intere categorie di alimenti, ma piuttosto di scegliere opzioni più sane all'interno di quelle categorie. Ad esempio, invece di escludere tutti i grassi, la dieta antinfiammatoria privilegia i grassi sani, come quelli trovati nell'olio d'oliva, nell'avocado e nel pesce. Un altro principio chiave è quello di ridurre il consumo di alimenti e bevande che possono promuovere l'infiammazione. Questi includono cibi ad alto contenuto di zuccheri raffinati, grassi saturi e trans, così come le bevande alcoliche. Allo stesso tempo, si incoraggia il consumo di acqua e tisane per mantenere l'idratazione e supportare la funzione corporea. La dieta antinfiammatoria non è solo focalizzata sul cibo. Anche l'attività fisica regolare e la gestione dello stress giocano un ruolo cruciale nel ridurre l'infiammazione. L'esercizio fisico, in particolare, è noto per ridurre i livelli di citochine infiammatorie nel corpo e migliorare la circolazione e la salute generale. Infine, è importante sottolineare che la dieta antinfiammatoria non è una soluzione rapida o una moda passeggera. È piuttosto un cambiamento di stile di vita, volto a promuovere una salute migliore a lungo termine. Questa dieta è sostenibile, adattabile e può essere personalizzata per adattarsi alle esigenze individuali, considerando aspetti come allergie alimentari, sensibilità e preferenze personali.

Nel prossimo punto, esploreremo più dettagliatamente l'importanza di ridurre l'infiammazione e come la dieta antinfiammatoria può giocare un ruolo cruciale in questo processo, preparando il terreno per un approfondimento più specifico sulle implicazioni salutari e i benefici che questa dieta può offrire.

1.2 L'Importanza di Ridurre l'Infiammazione

Ridurre l'infiammazione nel corpo è fondamentale per promuovere la salute a lungo termine e prevenire una serie di malattie croniche. L'infiammazione è una risposta naturale del sistema immunitario a lesioni o aggressioni esterne, come infezioni o tossine. Tuttavia, quando l'infiammazione diventa cronica, può avere effetti negativi e duraturi sulla salute. In questo capitolo, ci concentreremo sull'importanza di controllare l'infiammazione attraverso la dieta e sul ruolo che questa può giocare nel preservare e migliorare la salute generale.

L'infiammazione cronica è stata collegata a numerose malattie, tra cui malattie cardiache, diabete, artrite, disturbi autoimmuni e alcune forme di cancro. Quando l'infiammazione persiste nel tempo, può danneggiare i tessuti e gli organi e alterare il normale funzionamento del corpo. La dieta gioca un ruolo cruciale in questo processo. Alimenti ricchi di zuccheri, grassi saturi e trasformati possono aggravare l'infiammazione, mentre quelli ricchi di antiossidanti e nutrienti antinfiammatori possono aiutare a ridurla.

Uno degli aspetti chiave nel controllo dell'infiammazione è il consumo di antiossidanti. Gli antiossidanti sono sostanze che possono prevenire o rallentare i danni alle cellule causati dai radicali liberi, molecole instabili prodotte come sottoprodotti del metabolismo cellulare. Frutta e verdura colorate, come bacche, spinaci, peperoni e pomodori, sono ricche di antiossidanti e possono contribuire a ridurre l'infiammazione.

Gli acidi grassi omega-3 sono un altro componente cruciale di una dieta antinfiammatoria. Presenti in abbondanza in pesci grassi come salmone, sgombro e sardine, così come in semi di lino, noci e olio di canapa, gli omega-3 sono noti per le loro proprietà antinfiammatorie. Contrariamente ai grassi saturi, che possono promuovere l'infiammazione, gli omega-3 aiutano a ridurla.

La fibra alimentare, presente in alimenti come cereali integrali, legumi, frutta e verdura, gioca anche un ruolo importante nel controllo dell'infiammazione. La fibra aiuta a regolare la digestione e l'assorbimento di nutrienti, favorendo una buona salute intestinale. Un intestino sano è essenziale per la riduzione dell'infiammazione, in quanto un sistema digestivo in salute può prevenire l'ingresso di sostanze nocive nel flusso sanguigno che potrebbero innescare risposte infiammatorie.

Inoltre, è importante considerare la qualità complessiva della dieta. Una dieta equilibrata che include una varietà di alimenti ricchi di nutrienti, con un controllo moderato delle porzioni e una riduzione degli alimenti trasformati e zuccherati, può contribuire significativamente alla riduzione dell'infiammazione.

Oltre alla dieta, anche altri fattori di stile di vita influenzano l'infiammazione. Lo stress, sia fisico che emotivo, può aumentare i livelli di infiammazione nel corpo. Pertanto, tecniche di gestione dello stress come la meditazione, lo yoga e un sonno adeguato sono altrettanto importanti per controllare l'infiammazione.

In conclusione, ridurre l'infiammazione attraverso la dieta e le scelte di stile di vita è un passo essenziale verso il miglioramento della salute generale. Adottare un approccio olistico che include alimenti antinfiammatori, esercizio fisico regolare e tecniche di gestione dello stress può avere effetti benefici duraturi che verranno trattati nel prossimo punto.

1.3 Benefici della Dieta Antinfiammatoria

Adottare una dieta antinfiammatoria porta con sé una serie di benefici che vanno ben oltre la semplice riduzione dell'infiammazione. Questo tipo di alimentazione, centrato su cibi nutrienti e naturali, può avere un impatto positivo su vari aspetti della salute fisica e mentale. In questo punto, esploreremo i benefici specifici di questa dieta, collegandoli al contesto più ampio della salute e del benessere generale.

Miglioramento della Salute Cardiovascolare: Uno dei benefici più significativi di una dieta antinfiammatoria è la protezione che offre al sistema cardiovascolare. L'infiammazione cronica è un fattore di rischio per lo sviluppo di malattie cardiache, come aterosclerosi (indurimento delle arterie). Gli alimenti ricchi di omega-3, fibre e antiossidanti possono ridurre il colesterolo cattivo (LDL) e aumentare quello buono (HDL), migliorando la salute delle arterie e riducendo il rischio di attacchi di cuore e ictus.

Controllo del Peso e del Metabolismo: La dieta antinfiammatoria può anche svolgere un ruolo nel controllo del peso. Alimenti a basso contenuto di zuccheri raffinati e grassi saturi, uniti a un alto contenuto di fibre, possono aiutare a regolare l'appetito e promuovere la sazietà. Inoltre, l'adozione di uno stile di vita che include una dieta equilibrata e attività fisica regolare contribuisce a mantenere un metabolismo sano, facilitando la perdita di peso e prevenendo l'obesità.

Miglioramento della Salute dell'Intestino: Un altro importante beneficio di una dieta antinfiammatoria è il suo impatto positivo sulla salute intestinale. Alimenti ricchi di fibre, come verdure, frutta e cereali integrali, supportano la crescita di batteri benefici nell'intestino. Un intestino sano è cruciale non solo per la digestione efficace ma anche per il supporto del sistema immunitario e la riduzione dell'infiammazione sistemica.

Benefici per la Salute Mentale e Cognitiva: La dieta antinfiammatoria può anche influenzare positivamente la salute mentale. Studi hanno dimostrato che un'alimentazione ricca di nutrienti antinfiammatori può ridurre il rischio di disturbi depressivi e cognitivi, inclusa la demenza. Inoltre, cibi nutrienti possono migliorare l'umore e l'energia, contribuendo a una migliore qualità della vita complessiva.

Prevenzione e Gestione delle Malattie Croniche: Infine, questa dieta gioca un ruolo fondamentale nella prevenzione e nella gestione delle malattie croniche.

L'infiammazione è un fattore comune in molte condizioni croniche, come il diabete di tipo 2, l'artrite e alcune forme di cancro. Seguendo una dieta antinfiammatoria, è possibile ridurre il rischio di sviluppare queste condizioni o gestire meglio i sintomi se già presenti.

In conclusione, i benefici della dieta antinfiammatoria sono molteplici e influenzano positivamente diverse aree della salute e del benessere. Ogni scelta alimentare consapevole contribuisce a costruire un fondamento solido per una vita più sana.

1.4 Differenze con Altre Diete

Nel panorama delle diete e dei regimi alimentari, la dieta antinfiammatoria si distingue per il suo approccio olistico e bilanciato. Esamineremo come questa dieta si differenzi da altre popolari diete, evidenziando le sue peculiarità e i benefici unici che offre. Questa comprensione aiuta a posizionare la dieta antinfiammatoria non solo come un mezzo per perdere peso o migliorare specifici aspetti della salute, ma come una scelta di vita complessiva per il benessere a lungo termine.

Enfasi sulla Riduzione dell'Infiammazione, Non Solo sulla Perdita di Peso: A differenza di molte diete focalizzate esclusivamente sulla perdita di peso, la dieta antinfiammatoria mira a migliorare la salute generale riducendo l'infiammazione cronica. Mentre la perdita di peso può essere un beneficio collaterale, l'obiettivo principale è promuovere una salute ottimale e prevenire malattie a lungo termine.

Bilanciamento Nutrizionale, Non Restrizione: Mentre molte diete popolari implicano severe restrizioni di certi gruppi alimentari, come i carboidrati o i grassi, la dieta antinfiammatoria si basa su un equilibrio di tutti i gruppi alimentari. Si concentra sull'inclusione di alimenti antinfiammatori piuttosto che sull'esclusione rigida di altri. Questo approccio promuove non solo una nutrizione equilibrata ma anche una relazione più sana con il cibo.

Sostenibilità a Lungo Termine: Molte diete sono progettate per essere seguite per un breve periodo e spesso risultano difficili da mantenere a lungo termine. In contrasto, la dieta antinfiammatoria è concepita come uno stile di vita sostenibile. È flessibile, adattabile alle esigenze individuali e non richiede conteggi rigidi di calorie o nutrienti, rendendola più facile da sostenere nel tempo.

Approccio Olistico alla Salute: A differenza di diete che si focalizzano su un unico aspetto della salute, come la riduzione del colesterolo o del glucosio nel sangue, la dieta antinfiammatoria adotta un approccio olistico. Considera l'interazione tra cibo, stile di vita, salute mentale ed esercizio fisico, offrendo un percorso completo verso il benessere.

Variazione e Diversità Alimentare: Mentre alcune diete promuovono un elenco molto limitato di alimenti "permessi", la dieta antinfiammatoria incoraggia la varietà e l'esplorazione di un ampio spettro di cibi. Questo non solo rende la dieta più piacevole e meno monotona ma assicura anche che il corpo riceva un'ampia gamma di nutrienti essenziali.

Mancanza di Effetto "Yo-Yo": Molti regimi alimentari portano a un rapido calo di peso seguito da un altrettanto rapido recupero, noto come effetto "yo-yo". La dieta antinfiammatoria, promuovendo un cambiamento graduale e sostenibile delle abitudini alimentari e di stile di vita, tende ad evitare questo ciclo, portando a risultati più stabili e duraturi.

Fondamento su Evidenze Scientifiche: Alcune diete sono basate su tendenze o teorie non supportate da solide evidenze scientifiche. La dieta antinfiammatoria, invece, si fonda su una vasta letteratura scientifica che collega l'infiammazione a diverse malattie croniche e sottolinea i benefici di specifici alimenti e nutrienti nella loro riduzione.

In sintesi, la dieta antinfiammatoria si distingue per il suo approccio equilibrato, sostenibile e basato sulla scienza. Non si tratta di una soluzione rapida o di una moda passeggera, ma di un percorso di vita volto a migliorare la salute complessiva e il benessere.

1.5 Aspettative e Obiettivi

Nell'approcciarsi alla dieta antinfiammatoria, è fondamentale stabilire aspettative e obiettivi realistici. Questo punto si propone di delineare cosa i lettori possono ragionevolmente sperare di ottenere seguendo questo stile di vita, evitando delusioni e incoraggiando un approccio sano e sostenibile al cambiamento. Stabilire obiettivi chiari aiuta non solo a rimanere motivati, ma anche a valutare i progressi nel tempo.

Miglioramento Graduale della Salute Generale: La dieta antinfiammatoria non è una cura miracolosa, ma piuttosto un percorso per migliorare la salute generale nel tempo. È realistico aspettarsi miglioramenti nella digestione, nella qualità del sonno, nella gestione del peso e nella riduzione dell'affaticamento. Questi cambiamenti possono richiedere tempo e variare da persona a persona.

Riduzione dei Sintomi di Condizioni Croniche: Sebbene questa dieta non sia un sostituto per il trattamento medico, può aiutare nella gestione dei sintomi di condizioni croniche come l'artrite, il diabete e le malattie cardiache. Gli utenti dovrebbero aspettarsi una riduzione graduale dei sintomi, come minore rigidità, miglior controllo della glicemia e una salute cardiovascolare migliore.

Incremento dell'Energia e del Benessere Mentale: Un altro obiettivo realistico è il miglioramento dei livelli di energia e del benessere mentale. La dieta antinfiammatoria può aiutare a stabilizzare i livelli di zucchero nel sangue e migliorare l'umore, riducendo il rischio di sbalzi d'umore e aumentando la sensazione generale di benessere.

Pianificazione a Lungo Termine Piuttosto che Risultati Istantanei: È importante capire che la dieta antinfiammatoria è più efficace come parte di un impegno a lungo termine per uno stile di vita sano. Invece di aspettarsi risultati immediati, gli utenti dovrebbero concentrarsi su cambiamenti graduale e sostenibili.

Sviluppo di Una Relazione Più Salutare con il Cibo: Un obiettivo significativo è quello di sviluppare una relazione più consapevole e salutare con il cibo. Questo include l'apprendimento per fare scelte alimentari basate sulla nutrizione e sul benessere, piuttosto che sulle abitudini o sull'emozione del momento.

Adattabilità e Personalizzazione: Un altro aspetto importante è la comprensione che la dieta antinfiammatoria può e dovrebbe essere adattata alle esigenze individuali. Gli utenti possono aspettarsi di imparare a personalizzare la dieta in base alle loro condizioni di salute, preferenze alimentari e obiettivi di stile di vita.

Integrazione con Altri Aspetti della Salute: Infine, è realistico aspettarsi che la dieta antinfiammatoria abbia il massimo effetto quando combinata con altri aspetti salutari dello stile di vita, come l'esercizio regolare, una buona igiene del sonno e tecniche di gestione dello stress.

In conclusione, adottare la dieta antinfiammatoria richiede un impegno verso un cambiamento graduale e sostenibile. Stabilendo aspettative e obiettivi realistici, gli utenti possono fare passi significativi verso il miglioramento della loro salute generale e del benessere. Nel prossimo capitolo, approfondiremo le basi scientifiche della dieta antinfiammatoria, esplorando come gli alimenti e le abitudini che promuovono possano effettivamente influenzare il nostro corpo e la nostra salute.

CAPITOLO 2: BASI SCIENTIFICHE DELLA DIETA ANTINFIAMMATORIA

2.1 Studi e Ricerche sull'Infiammazione

Nel percorso verso una comprensione più approfondita della dieta antinfiammatoria, è cruciale esaminare le basi scientifiche che sottendono l'importanza di gestire l'infiammazione nel corpo. Questo capitolo si focalizza sugli studi e le ricerche che hanno esplorato l'infiammazione, il suo impatto sulla salute e come determinati alimenti e abitudini di vita possono influenzarla. Questa conoscenza è fondamentale per comprendere i meccanismi attraverso i quali la dieta antinfiammatoria agisce, gettando le basi per i capitoli successivi sui cibi e nutrienti specifici.

Definizione e Ruolo dell'Infiammazione: L'infiammazione è una risposta naturale del sistema immunitario a danni ai tessuti o a infezioni. Studi hanno dimostrato che, mentre l'infiammazione acuta è vitale per la guarigione e la protezione del corpo, l'infiammazione cronica può essere dannosa. Ricerche in immunologia hanno evidenziato come un'infiammazione prolungata possa contribuire allo sviluppo di malattie croniche come malattie cardiache, diabete e alcuni tipi di cancro.

Link tra Dieta e Infiammazione: La ricerca ha stabilito collegamenti significativi tra la dieta e l'infiammazione. Alcuni alimenti, come quelli ricchi di zuccheri raffinati, grassi saturi e trans, sono stati identificati come promotori dell'infiammazione. Al contrario, studi hanno mostrato che alimenti ricchi di antiossidanti, fibre e acidi grassi omega-3 possono avere effetti antinfiammatori. Queste scoperte sottolineano l'importanza di una dieta bilanciata nella gestione dell'infiammazione.

Studi Epidemiologici sull'Infiammazione: Diversi studi osservazionali a lungo termine hanno esaminato le correlazioni tra le abitudini alimentari e l'infiammazione. Per esempio, la ricerca ha dimostrato che diete come la dieta mediterranea, ricca di frutta, verdura, cereali integrali e grassi sani, sono associate a livelli ridotti di biomarcatori dell'infiammazione. Questi studi offrono un quadro chiaro del potenziale impatto positivo di specifiche scelte alimentari.

Infiammazione e Malattie Croniche: La ricerca clinica ha approfondito il ruolo dell'infiammazione nelle malattie croniche. L'infiammazione cronica è stata collegata al processo di aterosclerosi, alla resistenza all'insulina nel diabete di tipo 2, e alla patogenesi di malattie come l'artrite reumatoide. Questi studi hanno rafforzato l'importanza di strategie dietetiche mirate alla riduzione dell'infiammazione per la prevenzione e la gestione delle malattie croniche.

Approcci Integrativi all'Infiammazione: Oltre alla dieta, la ricerca ha esplorato come altri fattori di stile di vita, come l'attività fisica, il sonno e la gestione dello stress, influenzino l'infiammazione. Questo approccio integrativo ha portato a una comprensione più ampia di come uno stile di vita olistico possa contribuire alla riduzione dell'infiammazione e al miglioramento della salute generale.

In sintesi, gli studi e le ricerche sull'infiammazione forniscono una solida base scientifica per comprendere l'importanza di una dieta e uno stile di vita antinfiammatori. Queste conoscenze non solo aiutano a capire il "perché" dietro la dieta antinfiammatoria, ma anche a identificare gli specifici alimenti e pratiche che possono essere più efficaci.

2.2 Alimenti e Nutrienti Antinfiammatori

Il fulcro della dieta antinfiammatoria risiede nella scelta di alimenti e nutrienti che combattono attivamente l'infiammazione. È necessario esplorare in dettaglio questi elementi chiave, delineando come possano essere integrati nella dieta quotidiana per massimizzare i benefici per la salute. Comprendere quali alimenti sono antinfiammatori e perché, è essenziale per attuare scelte alimentari consapevoli ed efficaci.

Acidi Grassi Omega-3: Gli acidi grassi omega-3 sono tra i più potenti nutrienti antinfiammatori. Presenti in abbondanza in pesci grassi come salmone, sgombro e sardine, così come in semi di lino, noci, e olio di canapa, gli omega-3 aiutano a ridurre la produzione di sostanze infiammatorie nel corpo. Gli studi hanno dimostrato che un consumo regolare di omega-3 può ridurre l'infiammazione e il rischio associato di malattie croniche.

Antiossidanti: Gli antiossidanti combattono i danni causati dai radicali liberi, molecole instabili che possono contribuire all'infiammazione. Frutta e verdura colorate, come bacche, carote, spinaci e pomodori, sono ricche di antiossidanti come il beta-carotene, la vitamina C e la vitamina E. Questi nutrienti proteggono le cellule dai danni e possono ridurre il rischio di sviluppare condizioni infiammatorie.

Fibre Alimentari: Le fibre, presenti in alimenti come cereali integrali, legumi, frutta e verdura, giocano un ruolo cruciale nel mantenere la salute intestinale e ridurre l'infiammazione. Una buona salute intestinale è essenziale per la riduzione dell'infiammazione, in quanto un intestino sano può prevenire l'ingresso di sostanze nocive nel flusso sanguigno che potrebbero innescare risposte infiammatorie.

Fitonutrienti: I fitonutrienti sono composti chimici prodotti dalle piante, trovati in frutta, verdura, noci, semi e cereali integrali. Molti di questi composti, come i flavonoidi e i carotenoidi, hanno proprietà antinfiammatorie. L'inclusione regolare di una varietà di questi alimenti può aiutare a ottenere un'ampia gamma di fitonutrienti benefici.

Spezie ed Erbe: Alcune spezie e erbe sono note per le loro potenti proprietà antinfiammatorie. Ad esempio, la curcuma, contenente il composto curcumina, e lo zenzero sono entrambi rinomati per la loro capacità di ridurre l'infiammazione. L'aggiunta di queste spezie ai pasti non solo arricchisce il gusto, ma contribuisce anche a ridurre l'infiammazione.

Evitare Alimenti Pro-infiammatori: Parallelamente all'inclusione di alimenti antinfiammatori, è importante ridurre o eliminare quelli che promuovono l'infiammazione. Alimenti ricchi di zuccheri raffinati, grassi saturi e trans, come cibi trasformati, snack confezionati e dolci, dovrebbero essere limitati. Anche le carni rosse e lavorate sono state collegate a un aumento dell'infiammazione e dovrebbero essere consumate con moderazione.

Incorporare questi alimenti e nutrienti antinfiammatori nella dieta quotidiana può avere un impatto significativo sul ridurre l'infiammazione e migliorare la salute generale. Questo non solo aiuta a prevenire e gestire le condizioni infiammatorie croniche ma contribuisce anche a una migliore qualità della vita. Nel prossimo punto, esamineremo più da vicino gli effetti dell'infiammazione sul corpo, spiegando come l'infiammazione cronica possa influenzare diversi sistemi corporei e la salute generale.

2.3 Effetti dell'Infiammazione sul Corpo

Comprendere l'ampiezza e la profondità degli effetti dell'infiammazione sul corpo è fondamentale per apprezzare il valore di una dieta e uno stile di vita antinfiammatori. Questo capitolo si dedica all'esplorazione delle varie maniere in cui l'infiammazione cronica può influenzare diversi sistemi corporei, contribuendo allo sviluppo di malattie croniche e influenzando negativamente la salute generale. Questa comprensione ci permette di collegare le informazioni sui nutrienti antinfiammatori, discusse nel capitolo precedente, con il loro impatto diretto sulla salute.

Infiammazione e Sistema Cardiovascolare: L'infiammazione cronica è un fattore di rischio significativo per lo sviluppo di malattie cardiovascolari. Può contribuire all'accumulo di placche nelle arterie (aterosclerosi), aumentando il rischio di attacchi di cuore e ictus. L'infiammazione può anche influenzare la pressione sanguigna e la coagulazione del sangue, rendendo il sistema cardiovascolare più suscettibile a vari problemi.

Effetti sul Sistema Metabolico: L'infiammazione cronica può avere un impatto diretto sul metabolismo, influenzando il modo in cui il corpo elabora zuccheri e grassi. Questo può portare a resistenza all'insulina, un fattore chiave nello sviluppo del diabete di tipo 2. Inoltre, l'infiammazione può alterare il metabolismo dei lipidi, contribuendo a elevati livelli di colesterolo e altri disturbi metabolici.

Impatto sull'Apparato Digerente: L'infiammazione cronica può danneggiare il tratto digestivo, influenzando l'assorbimento dei nutrienti e la salute dell'intestino. Questo può portare a condizioni come la sindrome dell'intestino irritabile, la malattia di Crohn e la colite ulcerosa. Una dieta antinfiammatoria, ricca di fibre e nutrienti essenziali, può aiutare a mantenere l'integrità e la funzionalità dell'intestino.

Ripercussioni sul Sistema Immunitario: L'infiammazione cronica può causare un sovraccarico del sistema immunitario, rendendolo meno efficace nel combattere infezioni e malattie. Questo può aumentare il rischio di infezioni frequenti e può contribuire allo sviluppo di malattie autoimmuni, in cui il sistema immunitario attacca erroneamente il tessuto sano del corpo.

Effetti sul Sistema Muscoloscheletrico: L'infiammazione può causare dolore e rigidità nelle articolazioni e nei muscoli, comune in condizioni come l'artrite reumatoide e l'osteoartrite. Una dieta ricca di nutrienti antinfiammatori può aiutare a ridurre questi sintomi e migliorare la qualità della vita di chi soffre di queste condizioni.

Impatto sulla Salute Mentale: Studi recenti hanno iniziato a esplorare i legami tra infiammazione e salute mentale. L'infiammazione cronica può influenzare il cervello e contribuire allo sviluppo di disturbi come la depressione e l'ansia. Una dieta antinfiammatoria può avere effetti benefici sul benessere mentale, oltre alla salute fisica.

In sintesi, l'infiammazione cronica può avere un impatto profondo e variegato su quasi tutti gli aspetti della salute. Ridurre l'infiammazione attraverso la dieta e le scelte di stile di vita può quindi avere effetti benefici su una vasta gamma di funzioni corporee e condizioni di salute. Nel prossimo punto, esploreremo la connessione tra dieta e salute in modo più dettagliato, esaminando come specifiche scelte alimentari possano influenzare direttamente il benessere e prevenire malattie.

2.4 Connessione tra Dieta e Salute

La connessione tra dieta e salute è un tema centrale nella comprensione dell'importanza di una dieta antinfiammatoria. In questo capitolo, esploreremo come le scelte alimentari influenzino la salute generale e come la nutrizione possa essere utilizzata come uno strumento potente per prevenire e gestire malattie, migliorando la qualità della vita. L'obiettivo è di fornire una comprensione approfondita di come specifici alimenti e abitudini alimentari possano avere un impatto diretto sulla salute fisica e mentale, collegando queste informazioni alla discussione sui benefici di una dieta antinfiammatoria.

Nutrienti Essenziali e Salute del Corpo: Il corpo umano ha bisogno di un'ampia gamma di nutrienti per funzionare ottimamente. Questi includono proteine, carboidrati, grassi, vitamine e minerali. Una dieta ben bilanciata che fornisce questi nutrienti in proporzioni appropriate è fondamentale per mantenere la salute di organi vitali, sistemi immunitari e funzioni metaboliche. La carenza o l'eccesso di questi nutrienti può portare a una varietà di problemi di salute.

Dieta e Sistema Immunitario: La dieta ha un impatto diretto sul sistema immunitario. Alimenti ricchi di vitamine come la C, la D, e minerali come lo zinco, possono rafforzare il sistema immunitario. Una nutrizione inadeguata, d'altra parte, può indebolire le difese del corpo contro le infezioni e le malattie.

Influenza della Dieta sul Rischio di Malattie Croniche: Un'alimentazione sbilanciata, particolarmente quella alta in grassi saturi, zuccheri raffinati e bassa in fibre, è stata collegata a un aumento del rischio di sviluppare malattie croniche come il diabete di tipo 2, le malattie cardiovascolari e alcuni tipi di cancro. Al contrario, una dieta antinfiammatoria può ridurre questi rischi grazie alla sua ricchezza di nutrienti essenziali, antiossidanti e fibre.

Dieta e Salute Mentale: Studi recenti hanno evidenziato un legame tra dieta e salute mentale. Una dieta povera può influenzare l'umore e la capacità cognitiva, mentre una ricca di nutrienti antinfiammatori può migliorare il benessere mentale. Cibi che sostengono la funzione cerebrale, come quelli alti in acidi grassi omega-3, possono migliorare la memoria e ridurre il rischio di disturbi dell'umore.

Gestione del Peso e Dieta: La dieta gioca un ruolo cruciale nella gestione del peso. Un'alimentazione equilibrata e ricca di nutrienti può aiutare a regolare l'appetito, migliorare il metabolismo e favorire un peso corporeo sano. Un peso corporeo salutare è associato a un minor rischio di molte malattie croniche.

La Dieta Come Parte di Uno Stile di Vita Salutare: È importante sottolineare che la dieta è essenziale, ma è solo una parte di uno stile di vita salutare. L'esercizio fisico regolare, un sonno adeguato, la gestione dello stress e l'evitamento di comportamenti nocivi come il fumo e l'eccessivo consumo di alcol sono altrettanto importanti per mantenere una buona salute.

Quindi la dieta gioca un ruolo fondamentale nella promozione della salute e nella prevenzione delle malattie. Una comprensione approfondita della connessione tra i cibi che mangiamo e il nostro benessere generale può motivare scelte alimentari più sane, portando a una vita più lunga e più sana.

2.5 Analisi di Studi di Caso

L'analisi di studi di caso specifici è un metodo efficace per comprendere l'impatto reale di una dieta antinfiammatoria sulla salute delle persone. Questi esempi concreti forniscono una visione pratica di come cambiamenti alimentari possono portare a miglioramenti significativi nella salute e nel benessere. Ora analizzeremo vari studi di caso che illustrano l'efficacia della dieta antinfiammatoria in diverse situazioni, preparando il terreno per la discussione successiva sulla pianificazione del menu antinfiammatorio.

Studio di Caso 1: Dieta Antinfiammatoria e Malattie Cardiache: Uno studio condotto su pazienti con alto rischio di malattie cardiovascolari ha rivelato che l'adozione di una dieta ricca di alimenti antinfiammatori, come quella mediterranea, ha portato a una riduzione significativa degli eventi cardiaci. I partecipanti hanno sostituito grassi saturi con grassi monoinsaturi e hanno aumentato l'assunzione di frutta, verdura e cereali integrali, riscontrando un miglioramento nei marcatori di infiammazione e una riduzione del rischio cardiovascolare.

Studio di Caso 2: Dieta Antinfiammatoria e Artrite Reumatoide: In un altro studio, pazienti affetti da artrite reumatoide hanno seguito una dieta antinfiammatoria per un periodo di tempo. Hanno riportato una riduzione significativa del dolore articolare e della rigidità, migliorando la qualità della vita. Questo miglioramento è stato attribuito alla riduzione dell'infiammazione corporea dovuta a un aumento dell'assunzione di omega-3 e antiossidanti.

Studio di Caso 3: Dieta Antinfiammatoria e Diabete di Tipo 2: La ricerca ha dimostrato che i pazienti diabetici che adottano una dieta antinfiammatoria, limitando l'assunzione di zuccheri raffinati e aumentando quella di fibre e alimenti a basso indice glicemico, hanno registrato una migliore regolazione della glicemia. In alcuni casi, questo ha portato a una riduzione della necessità di farmaci per il diabete.

Studio di Caso 4: Dieta Antinfiammatoria e Salute Mentale: Studi hanno esaminato l'effetto di una dieta antinfiammatoria sulla salute mentale, in particolare sul trattamento della depressione. Pazienti che hanno modificato la loro dieta introducendo più alimenti antinfiammatori hanno riportato un miglioramento dell'umore e dei livelli di energia, suggerendo un legame tra l'alimentazione, l'infiammazione e la salute mentale.

Studio di Caso 5: Prevenzione e Longevità: Alcuni studi a lungo termine hanno indagato gli effetti di una dieta antinfiammatoria sulla longevità e sulla prevenzione di malattie. Questi studi hanno dimostrato che l'adozione di abitudini alimentari antinfiammatorie può avere effetti protettivi contro l'invecchiamento e malattie correlate all'età, come la demenza.

Questi studi di caso non solo illustrano i benefici tangibili di una dieta antinfiammatoria ma offrono anche una base di partenza per coloro che sono interessati a modificare la propria alimentazione per migliorare la salute. Nel prossimo capitolo, ci concentreremo sulla pianificazione del menu antinfiammatorio, fornendo ai lettori le informazioni e gli strumenti necessari per incorporare efficacemente questi principi nella loro dieta quotidiana.

CAPITOLO 3: PIANIFICAZIONE DEL MENU ANTINFIAMMATORIO

3.1 Principi di Pianificazione del Menu Antinfiammatorio
Il successo di una dieta antinfiammatoria dipende in gran parte dalla pianificazione del menu. Questo capitolo si dedica a esplorare i principi chiave per creare un piano alimentare che sia non solo nutrizionalmente equilibrato e antinfiammatorio, ma anche praticabile e piacevole a lungo termine. Questi principi guideranno i lettori nella creazione di menu settimanali che soddisfino i loro bisogni nutrizionali, gusti personali e stile di vita, ponendo delle basi solide per i capitoli successivi dedicati agli alimenti specifici da includere e da evitare.

Equilibrio Nutrizionale: Un menu antinfiammatorio dovrebbe includere una varietà di alimenti per garantire un apporto equilibrato di tutti i nutrienti essenziali. Questo significa includere una buona combinazione di proteine magre, carboidrati complessi, grassi sani, vitamine, minerali e fibre. Ogni pasto dovrebbe contenere una porzione di proteine, una fonte di carboidrati integrali o verdure ricche di amido, e abbondanti verdure e frutta per garantire una copertura nutrizionale completa.

Varietà di Alimenti: La varietà non solo mantiene il piano alimentare interessante, ma assicura anche l'assunzione di un'ampia gamma di antiossidanti e fitonutrienti presenti in diversi alimenti. Sperimentare con diversi tipi di frutta, verdura, cereali integrali, legumi, noci e semi aiuta a mantenere l'entusiasmo per la dieta e a beneficiare di un ampio spettro di nutrienti.

Porzioni Controllate: Mentre gli alimenti antinfiammatori sono salutari, è ancora importante prestare attenzione alle dimensioni delle porzioni per mantenere un peso corporeo sano e prevenire l'overeating. La pianificazione del menu dovrebbe tenere conto delle esigenze caloriche individuali, che variano in base a fattori come età, sesso, livello di attività fisica e obiettivi di salute.

Frequenza dei Pasti: Alcune persone possono preferire tre pasti principali al giorno, mentre altre possono trarre beneficio da pasti più piccoli e frequenti. La pianificazione dovrebbe adattarsi allo stile di vita individuale e ai segnali di fame del corpo, favorendo un metabolismo stabile e una regolare energia.

Semplicità e Sostenibilità: I menu devono essere realistici e sostenibili. Piatti complessi e laboriosi potrebbero essere scoraggianti a lungo termine. Includere ricette semplici, con ingredienti facilmente reperibili, aumenta la probabilità di aderenza alla dieta.

Preparazione Anticipata e Flessibilità: La preparazione dei pasti in anticipo può semplificare l'aderenza alla dieta durante la settimana impegnativa. Tuttavia, è importante anche lasciare spazio per la flessibilità, permettendo occasionali deviazioni dal piano senza sensi di colpa.

Ascoltare il Proprio Corpo: Ogni individuo reagisce diversamente a vari alimenti. È importante ascoltare il proprio corpo e adeguare la dieta in base a come ci si sente. Questo può significare modificare le proporzioni di macronutrienti, eliminare alimenti che non si tollerano bene o incorporare nuovi alimenti che migliorano il benessere.

In conclusione, la pianificazione del menu antinfiammatorio richiede un equilibrio tra nutrizione, praticità e piacere personale.

3.2 Alimenti Consigliati e da Evitare

La scelta degli alimenti è un aspetto cruciale nella dieta antinfiammatoria. Analizzeremo ora, gli alimenti che dovrebbero essere inclusi per i loro benefici antinfiammatori, così come quelli da limitare o evitare a causa del loro potenziale effetto pro-infiammatorio. Queste linee guida aiuteranno i lettori a fare scelte alimentari informate che sostengono la loro salute.

Alimenti Consigliati:

1. **Frutta e Verdura:** Sono ricche di antiossidanti, vitamine, minerali e fibre. Frutta come bacche, mele e agrumi, e verdure come spinaci, cavoli e peperoni, sono particolarmente benefiche. Questi alimenti combattono l'infiammazione e forniscono nutrienti essenziali con poche calorie.

2. **Grassi Sani:** Gli acidi grassi omega-3, presenti in pesci grassi come salmone, sgombro e sardine, e in fonti vegetali come semi di lino e noci, sono potenti antinfiammatori. Anche l'olio d'oliva extra vergine è una buona fonte di grassi monoinsaturi antinfiammatori.

3. **Cereali Integrali:** Ricchi di fibre, i cereali integrali come avena, quinoa, farro e orzo aiutano a ridurre l'infiammazione e a mantenere stabili i livelli di zucchero nel sangue.

4. **Legumi:** Fagioli, lenticchie e ceci sono ottime fonti di proteine vegetali, fibre e vari nutrienti, che supportano la salute intestinale e riducono l'infiammazione.

5. **Spezie e Erbe:** Curcuma, zenzero, aglio e rosmarino, tra gli altri, non solo aggiungono sapore ai piatti, ma offrono anche benefici antinfiammatori.

Alimenti da Limitare o Evitare:

1. **Zuccheri Raffinati e Dolcificanti Artificiali:** Alimenti ad alto contenuto di zuccheri raffinati, come dolci, bevande zuccherate e snack confezionati, possono innescare processi infiammatori nel corpo.

2. **Grassi Saturi e Trans:** Presenti in carni grasse, prodotti lattiero-caseari integrali e cibi trasformati, questi grassi possono promuovere l'infiammazione e dovrebbero essere consumati con moderazione.

3. **Carne Rossa e Lavorata:** Limitare il consumo di carni rosse e lavorate, come salsicce e pancetta, può aiutare a ridurre l'infiammazione e il rischio di malattie croniche.

4. **Alcool:** Sebbene un consumo moderato di alcune bevande alcoliche, come il vino rosso, possa avere benefici per la salute, un consumo eccessivo può aumentare l'infiammazione.

5. **Cibi Trasformati e Fast Food:** Questi alimenti spesso contengono additivi, conservanti e altri ingredienti che possono promuovere l'infiammazione.

Adottare una dieta ricca di alimenti antinfiammatori e limitare quelli che promuovono l'infiammazione può avere un impatto significativo sulla salute e sul benessere.

3.3 Esempi di Menu Quotidiano

Per facilitare l'adozione di una dieta antinfiammatoria, è utile fornire esempi concreti di come potrebbe apparire un menu quotidiano. Illustreremo quindi esempi di pasti equilibrati che integrano gli alimenti consigliati, mantenendo al contempo varietà e gusto. Queste idee di menu non solo soddisfano i criteri nutrizionali, ma sono anche pratiche e gustose, rendendo più semplice l'adesione a uno stile di vita antinfiammatorio a lungo termine.

Colazione:

- **Smoothie Antinfiammatorio:** Un frullato a base di spinaci, bacche miste, semi di lino e latte di mandorla. Questo pasto fornisce antiossidanti, omega-3 e fibre.

- **Avena con Frutta e Noci:** Porridge d'avena con mele a pezzi, cannella e una manciata di noci per un apporto di grassi sani e fibre.

Pranzo:

- **Insalata Mediterranea:** Un'insalata abbondante con lattuga, pomodori, cetrioli, olive, avocado, tonno o salmone e condita con olio d'oliva e succo di limone.

- **Zuppa di Lenticchie e Verdure:** Una zuppa nutriente a base di lenticchie, carote, sedano e spezie antinfiammatorie come curcuma e aglio.

Cena:

- **Salmone al Forno con Quinoa e Verdure:** Filetto di salmone al forno con un contorno di quinoa e una varietà di verdure grigliate o al vapore, come broccoli o asparagi.

- **Pollo alla Griglia con Insalata di Spinaci:** Petto di pollo alla griglia servito con un'insalata di spinaci freschi, fragole e semi di zucca, condita con olio d'oliva e aceto balsamico.

Spuntini:

- **Hummus e Verdure Croccanti:** Bastoncini di carota e cetriolo serviti con hummus per un apporto equilibrato di proteine e fibre.

- **Frutta Fresca e Mix di Noci:** Una piccola porzione di frutta fresca, come una mela o una pera, accompagnata da un mix di noci crude.

Consigli per la Pianificazione:

1. **Preparazione in Anticipo:** Preparare alcuni componenti dei pasti, come la quinoa o la zuppa di lenticchie, in anticipo può semplificare la creazione di pasti sani durante la settimana.

2. **Personalizzazione:** Adattare i menu in base alle preferenze individuali e alle necessità nutrizionali. Per esempio, sostituire il salmone con tofu o tempeh per una versione vegetariana.

3. **Porzioni Controllate:** Assicurarsi che le dimensioni delle porzioni siano appropriate per evitare l'eccesso calorico, mantenendo l'equilibrio tra proteine, carboidrati e grassi.

4. **Variazione:** Variare gli alimenti per evitare la monotonia e assicurare un'ampia gamma di nutrienti. Sperimentare con diverse verdure, fonti di proteine e cereali integrali.

Questi esempi di menu quotidiani sono solo un punto di partenza. Ogni persona può e dovrebbe personalizzare il proprio piano alimentare in base ai gusti personali, alle esigenze nutrizionali e al proprio stile di vita.

3.4 Strategie per la Spesa Intelligente

Adottare una dieta antinfiammatoria richiede una pianificazione consapevole anche quando si tratta di fare la spesa. Concentriamoci adesso sulle strategie per fare acquisti intelligenti che non solo supportano una dieta antinfiammatoria, ma aiutano anche a gestire il budget e a ridurre gli sprechi. Forniremo consigli pratici per scegliere gli alimenti giusti, sfruttare al meglio il proprio budget e mantenere la varietà nella propria dieta.

Creare una Lista della Spesa Mirata:

- Prima di andare al supermercato, pianificare i pasti per la settimana e creare una lista della spesa basata su questi piani. Questo aiuta a evitare acquisti impulsivi e garantisce che si acquistino tutti gli ingredienti necessari.

Conoscere Dove Spendere di Più:

- Investire in alimenti di alta qualità quando si tratta di prodotti che formano la base della dieta antinfiammatoria, come olio d'oliva extra vergine, pesce ricco di omega-3 e verdure biologiche, se possibile.

Sfruttare Alimenti a Lunga Conservazione:

- Alimenti come legumi secchi, cereali integrali e spezie hanno una lunga durata e possono essere acquistati in grandi quantità. Questi alimenti sono anche economici e versatili, formando la base per molte ricette antinfiammatorie.

Acquistare Prodotti Freschi in Stagione:

- Comprare frutta e verdura di stagione non solo garantisce il miglior sapore e valore nutrizionale, ma spesso è anche più conveniente. Considerare la possibilità di congelare questi prodotti per preservarli più a lungo.

Scegliere Proteine Intelligenti:

- Variegare le fonti di proteine includendo pesce, pollame, legumi e tofu. Mentre alcune proteine, come il pesce fresco, possono essere costose, i legumi sono un'opzione economica e salutare.

Valutare le Opzioni Biologiche e Non:

- Se il budget è una preoccupazione, selezionare con cura gli alimenti biologici. Concentrarsi su prodotti che sono più propensi ad avere residui di pesticidi quando non sono biologici, come mele e spinaci, e considerare versioni non biologiche per prodotti meno a rischio, come avocado e banane.

Approfittare delle Offerte:

- Tenere d'occhio le offerte sui prodotti antinfiammatori e approfittare delle promozioni per fare scorta di alimenti non deperibili o congelabili.

Pianificare Acquisti al Dettaglio o in Bulk:

- Comprare all'ingrosso può essere economico, ma solo per gli alimenti che si consumano regolarmente. Per prodotti utilizzati meno frequentemente, acquistare piccole quantità per evitare sprechi.

Lettura Attenta delle Etichette:

- Scegliere prodotti con ingredienti semplici e naturali, evitando cibi con additivi, conservanti e zuccheri aggiunti.

Incorporando queste strategie nella routine della spesa, si può mantenere facilmente una dieta antinfiammatoria senza stressare il proprio budget. Questi suggerimenti rendono più semplice acquistare in modo intelligente e consapevole. Nel prossimo capitolo, esploreremo come mantenere questi principi alimentari anche quando si mangia fuori casa, garantendo coerenza nella dieta antinfiammatoria in qualsiasi contesto.

3.5 Consigli per Mangiare Fuori Casa

Mantenere una dieta antinfiammatoria quando si mangia fuori casa può sembrare una sfida, ma con alcune strategie e consigli pratici, è possibile fare scelte alimentari sane e godersi l'esperienza. Offriamo, di conseguenza, suggerimenti su come navigare nei menu dei ristoranti, fare scelte intelligenti e rimanere fedeli ai principi antinfiammatori, anche quando non si ha il controllo diretto sulla preparazione dei pasti. Queste linee guida sono cruciali per un approccio coerente e a lungo termine alla dieta antinfiammatoria.

Scegliere il Ristorante con Cura:

- Quando possibile, scegliere ristoranti noti per offrire opzioni salutari, come quelli che servono piatti mediterranei, vegetariani o asiatici, che tendono ad includere molti alimenti antinfiammatori.

Informarsi sui Piatti:

- Non esitare a chiedere al personale del ristorante dettagli sui piatti, come gli ingredienti utilizzati o i metodi di cottura. Questo può aiutare a evitare ingredienti nascosti che potrebbero essere pro-infiammatori, come oli di scarsa qualità o salse zuccherate.

Modificare le Porzioni e le Richieste Speciali:

- Chiedere modifiche ai piatti per renderli più adatti alla dieta antinfiammatoria, come sostituire le patatine con verdure o chiedere che il cibo venga

cucinato in olio d'oliva anziché in burro o oli
vegetali.

Attenzione alle Insidie Comuni:

- Essere consapevoli delle insidie comuni nei menu
  dei ristoranti, come piatti fritti, insalate cariche di
  condimenti cremosi, e piatti principali con grandi
  porzioni di carne rossa o lavorata.

Preferire Cotture Salutari:

- Scegliere piatti cucinati in modi salutari, come alla
  griglia, al vapore o arrosto, piuttosto che fritti o
  panati.

Controllare le Porzioni:

- La dimensione delle porzioni nei ristoranti può
  essere eccessiva. Considerare la possibilità di
  condividere un piatto o chiedere una parte della
  porzione da portare a casa, per evitare di
  mangiare troppo in una sola seduta.

Fare Scelte Intelligenti sugli Antipasti e i Contorni:

- Optare per antipasti a base di verdure, come
  insalate o zuppe, e scegliere contorni sani, come
  verdure grigliate o insalate, anziché opzioni ricche
  di carboidrati o grassi.

Attenzione alle Bevande:

- Preferire acqua, tè non zuccherato o vino in moderazione, evitando bevande zuccherate o cocktail ad alto contenuto calorico che possono aggiungere zuccheri e calorie inutili.

Godersi il Pasto con Moderazione:

- Ricordarsi che mangiare fuori è un'occasione per godersi l'esperienza. È possibile deviare occasionalmente dalla dieta, purché tali scelte siano consapevoli e si ritorni a un'alimentazione antinfiammatoria regolare successivamente.

Adottare questi suggerimenti quando si mangia fuori può rendere più facile mantenere una dieta antinfiammatoria e godersi un'ampia varietà di cibi senza compromettere la salute. Nel prossimo capitolo, ci concentreremo su ricette e preparazioni specifiche che sono sia deliziose che in linea con i principi antinfiammatori, offrendo idee pratiche per pasti sani e soddisfacenti.

CAPITOLO 4: RICETTE E PREPARAZIONI

4.1 Colazione, Pranzo e Cena

La colonna portante di una dieta antinfiammatoria efficace è costituita da pasti equilibrati che includono una varietà di alimenti benefici in ogni momento della giornata. In questi punti analizzeremo e esploreremo idee per colazione, pranzo e cena che non solo rispettano i principi antinfiammatori, ma sono anche gustose e soddisfacenti.

Colazione: Fondamentale per Iniziare la Giornata

1. **Frullato Antiossidante:** Un frullato a base di spinaci o cavolo, bacche miste, un pugno di noci e latte di mandorla o yogurt greco. Questa opzione fornisce una ricca dose di antiossidanti, proteine e grassi sani.

2. **Porridge di Avena Integrale:** Avena cotta con latte di mandorla, arricchita con mele a pezzi, cannella e un tocco di miele. Servire con semi di chia o di lino per un extra di fibre e omega-3.

Pranzo: Mantenere l'Energia Durante il Giorno

1. **Insalata Antinfiammatoria Completa:** Un mix di verdure a foglia verde, come spinaci o rucola, condite con fette di avocado, pomodorini, ceci, un

filo di olio d'oliva e succo di limone. Aggiungere petto di pollo alla griglia o salmone per le proteine.

2. **Wrap Integrale con Verdure e Hummus:** Un wrap integrale riempito con hummus, verdure grigliate (peperoni, zucchine, melanzane), foglie di spinaci e una manciata di germogli.

Cena: Nutrire il Corpo e Rilassare la Mente

1. **Salmone al Forno con Verdure Arrostite:** Salmone al forno con una spolverata di erbe aromatiche, servito con una varietà di verdure arrostite come broccoli, carote e patate dolci.

2. **Stufato di Lenticchie:** Un ricco stufato di lenticchie con pomodori, cipolle, aglio e spezie antinfiammatorie come curcuma e zenzero. Servire con una fetta di pane integrale per aggiungere fibra.

Pianificazione dei Pasti e Variazione:

- **Pianificazione:** Preparare in anticipo alcuni componenti dei pasti, come cuocere una grande porzione di quinoa o preparare un'insalata in larga quantità, può facilitare la costruzione di pasti sani durante la settimana.

- **Variazione:** Variare i tipi di proteine, verdure e cereali integrali utilizzati nei pasti per garantire un ampio spettro di nutrienti e mantenere l'interesse per la dieta.

Incorporare questi tipi di pasti nella routine quotidiana può avere un impatto significativo sulla salute, riducendo l'infiammazione e promuovendo il benessere generale.

4.2 Spuntini Salutari

Gli spuntini giocano un ruolo cruciale in una dieta bilanciata, specialmente in una dieta antinfiammatoria. Possono aiutare a mantenere i livelli di energia stabili, evitare l'overeating ai pasti principali e fornire nutrienti aggiuntivi. Forniremo, dunque, diverse opzioni di spuntini che si adattano ai principi antinfiammatori, fornendo idee che sono non solo salutari ma anche pratiche e gustose.

1. Frutta e Noci:

- Un mix di mandorle, noci e altra frutta secca è un ottimo spuntino per il pomeriggio. Questi alimenti sono ricchi di grassi sani, proteine e fibre, che aiutano a tenere a bada la fame. Accompagnare con un pezzo di frutta, come una mela o una banana, per un apporto bilanciato di fibre e dolcezza naturale.

2. Verdure Croccanti e Hummus:

- Bastoncini di carota, cetriolo, peperoni e sedano serviti con hummus sono un'opzione di spuntino ricca di nutrienti e antinfiammatori. L'hummus fornisce proteine e grassi salutari, mentre le verdure offrono fibre e una varietà di vitamine e minerali.

3. Yogurt Greco con Bacche e Semi:

- Lo yogurt greco naturale è una buona fonte di probiotici, proteine e calcio. Aggiungere un mix di bacche fresche per gli antiossidanti e un cucchiaio di semi di chia o di lino per gli omega-3.

4. Avocado Toast:

- Un avocado toast su pane integrale è un'opzione di spuntino ricca di grassi monoinsaturi salutari e fibre. Schiacciare l'avocado e spalmarlo su una fetta di pane integrale, magari aggiungendo un pizzico di sale marino e pepe per il sapore.

5. Smoothie di Verdure e Frutta:

- Un frullato a base di spinaci o cavolo, frutta congelata come banane o mango, e latte di mandorla o yogurt greco. Questo spuntino è ricco di nutrienti, facile da preparare e perfetto per uno spuntino in movimento.

6. Barrette Energetiche Fatte in Casa:

- Preparare barrette energetiche in casa con avena, noci, semi, frutta secca e un dolcificante naturale come il miele. Queste barrette sono una fonte eccellente di energia e possono essere personalizzate secondo i gusti personali.

Consigli per Gli Spuntini:

- **Pianificazione:** Preparare gli spuntini in anticipo per evitare di ricorrere a opzioni meno salutari quando si ha fame.

- **Porzioni:** Prestare attenzione alle dimensioni delle porzioni, specialmente con alimenti ad alta densità calorica come noci e semi.

- **Variazione:** Variare gli spuntini per garantire un ampio spettro di nutrienti e mantenere l'interesse nella dieta.

Queste opzioni di spuntini non solo supportano gli obiettivi di una dieta antinfiammatoria, ma sono anche pratiche e soddisfacenti.

4.3 Sostituzioni Intelligenti

In una dieta antinfiammatoria, fare scelte alimentari intelligenti significa sostituire ingredienti meno salutari con alternative più nutrienti e antinfiammatorie. Queste sostituzioni non solo aumentano i benefici per la salute, ma possono anche introdurre varietà e nuovi sapori nella dieta.

1. Sostituire i Grassi Saturi con Grassi Sani:

- Invece di burro o margarina, usare olio d'oliva extra vergine o olio di avocado per cucinare e condire. Questi oli sono ricchi di grassi monoinsaturi e hanno proprietà antinfiammatorie.

2. Optare per Cereali Integrali:

- Sostituire il pane bianco, la pasta e il riso con le loro varianti integrali. Cereali come quinoa, farro e orzo sono anche ottime alternative. I cereali integrali offrono più fibre, vitamine e minerali rispetto ai loro omologhi raffinati.

3. Utilizzare Dolcificanti Naturali:

- Limitare l'uso di zuccheri raffinati e sostituirli con dolcificanti naturali come il miele, lo sciroppo d'acero o la stevia. Questi dolcificanti naturali hanno un impatto minore sui livelli di zucchero nel sangue.

4. Proteine Magre e Vegetali:

- Preferire fonti di proteine magre come pollame, pesce e legumi, rispetto a carni rosse e lavorate.

Questo aiuta a ridurre l'assunzione di grassi saturi e aumenta l'apporto di nutrienti essenziali.

5. Aumentare l'Uso di Verdure e Frutta:

- Aggiungere più verdure ai pasti, anche in piatti tradizionalmente a base di carne. Per esempio, includere spinaci in un frullato o aggiungere zucchine e peperoni a una pasta.

6. Scegliere Latticini a Basso Contenuto di Grassi:

- Sostituire i latticini interi con opzioni a basso contenuto di grassi o con alternative vegetali come latte di mandorla, yogurt di soia o formaggio vegano.

7. Usare Erbe e Spezie per Sapore:

- Ridurre il sale e arricchire i piatti con erbe fresche e spezie come aglio, curcuma, zenzero e basilico. Queste aggiunte non solo migliorano il gusto, ma offrono anche benefici antinfiammatori.

8. Sperimentare con Sostituti Vegetali:

- Per coloro che seguono una dieta vegetariana o vegana, esplorare sostituti a base vegetale per carne e altri prodotti animali, come tofu, tempeh e proteine vegetali testurizzate.

Queste sostituzioni non solo rendono i pasti più salutari ma possono anche aprire la porta a nuove esperienze culinarie. Adattando le ricette tradizionali per includere questi ingredienti, è possibile godere di piatti gustosi che supportano anche una salute ottimale.

4.4 Preparazione dei Pasti per la Settimana

La preparazione dei pasti è una componente essenziale per mantenere una dieta antinfiammatoria coerente e senza stress. Dedicare del tempo alla pianificazione e alla preparazione dei pasti può semplificare notevolmente l'aderenza alla dieta durante la settimana impegnativa. Vediamo ora le varie metodologie con le quali avvengono tali step.

Pianificazione dei Pasti:

- Iniziare con la pianificazione dei pasti per tutta la settimana. Considerare colazione, pranzo, cena e spuntini. Creare una lista della spesa basata su questa pianificazione aiuta a evitare acquisti impulsivi e sprechi di cibo.

Cucinare in Grande Quantità:

- Preparare grandi quantità di basi versatili come quinoa, riso integrale o legumi all'inizio della settimana. Questi possono essere utilizzati come base per diversi pasti, riducendo il tempo di preparazione nei giorni successivi.

Verdure Pronte all'Uso:

- Lavare, tagliare e conservare le verdure in contenitori nel frigorifero. Avere verdure pronte all'uso facilita l'aggiunta di nutrienti e colore ai pasti e incoraggia il consumo di più porzioni di verdure al giorno.

Proteine Preparate in Anticipo:

- Cucinare in anticipo fonti di proteine come petto di pollo alla griglia, pesce al forno o tofu marinato. Conservare in contenitori per un rapido utilizzo nei pasti.

Salse e Condimenti Salutari:

- Preparare salse e condimenti antinfiammatori come vinaigrette all'olio d'oliva o salsa di yogurt greco. Questi possono essere utilizzati per insaporire verdure, insalate e proteine.

Porzionare i Pasti:

- Utilizzare contenitori per dividere i pasti in porzioni appropriate. Questo aiuta a controllare le dimensioni delle porzioni e rende facile prendere un pasto equilibrato anche quando si è di fretta.

Congelare per la Varietà:

- Preparare alcuni pasti o componenti del pasto che si conservano bene nel congelatore, come zuppe, stufati o burger di legumi. Questo offre varietà e assicura che ci siano sempre opzioni salutari disponibili.

Snack Salutari a Portata di Mano:

- Preparare in anticipo spuntini salutari come barrette energetiche fatte in casa, mix di frutta secca e noci o verdure tagliate con hummus. Conservarli in posizioni facilmente accessibili per evitare tentazioni malsane.

Rimodellare le Avanzate:

- Essere creativi con le avanzate. Ad esempio, trasformare il pollo rimasto in un'insalata fresca o aggiungere verdure rimaste a una frittata per la colazione.

Etichettare e Organizzare:

- Etichettare i contenitori con la data di preparazione per tenere traccia della freschezza e organizzare il frigorifero e il congelatore in modo che sia facile trovare ciò di cui si ha bisogno.

Implementando queste strategie, si può assicurare una settimana di alimentazione antinfiammatoria sana e gustosa con il minimo sforzo quotidiano.

4.5 Ricette Facili e Veloci

Per seguire una dieta antinfiammatoria, non è necessario trascorrere ore in cucina. Ci sono numerose ricette che possono essere preparate rapidamente, offrendo comodità senza compromettere i benefici antinfiammatori. Vediamone alcuni esempi:

1. Insalata Mediterranea Rapida:

- Mescolare lattuga, pomodorini, cetrioli, olive, ceci e feta. Condire con olio d'oliva, succo di limone, sale e pepe. Aggiungere tonno o pollo alla griglia per proteine extra. Questa insalata può essere preparata in meno di 10 minuti ed è ricca di ingredienti antinfiammatori.

2. Salmone al Forno con Verdure:

- Condire filetti di salmone con olio d'oliva, aglio, limone ed erbe aromatiche. Disporre il salmone su una teglia con verdure come asparagi o zucchine. Cuocere in forno per circa 20 minuti a 180°C. È un pasto completo, nutriente e richiede una preparazione minima.

3. Zuppa di Lenticchie Express:

- In una pentola, soffriggere cipolla e aglio in olio d'oliva. Aggiungere lenticchie, pomodori in scatola, brodo vegetale e spezie come curcuma e cumino. Lasciar cuocere per 20-30 minuti. Questa zuppa è confortante, ricca di proteine vegetali e può essere conservata per più giorni.

4. Stir-Fry di Pollo e Verdure:

- Saltare in padella pezzi di petto di pollo con una selezione di verdure come peperoni, broccoli e carote. Aggiungere salsa di soia a basso contenuto di sodio e un pizzico di zenzero. Servire con riso integrale o quinoa. Questo piatto è un modo veloce per includere una varietà di verdure e proteine magre.

5. Avocado Toast con Uovo:

- Schiacciare l'avocado su una fetta di pane integrale tostato, condire con sale, pepe e succo di limone. Aggiungere un uovo al tegamino o sodo per un apporto extra di proteine. Questo pasto è ideale per una colazione nutriente o uno spuntino veloce.

6. Frullato Verde Energizzante:

- Frullare insieme spinaci, banana congelata, burro di mandorla, semi di chia e latte di mandorla. Questo frullato è perfetto per una colazione veloce o uno spuntino pomeridiano, offrendo una ricca dose di nutrienti e energia.

Consigli per le Ricette Veloci:

- **Preparazione degli Ingredienti:** Tagliare e conservare in frigo verdure e proteine all'inizio della settimana per assemblare rapidamente i pasti.

- **Cucina Semplice:** Scegliere metodi di cottura semplici come grigliare, saltare in padella o cuocere al forno.

- **Utilizzo di Prodotti Pronti:** Utilizzare prodotti salutari già pronti, come verdure surgelate, insalate in busta o legumi in scatola, per risparmiare tempo.

Implementando queste ricette e consigli, è possibile godere di pasti gustosi e salutari senza spendere ore in cucina. Nel prossimo capitolo, esploreremo come integrare la dieta antinfiammatoria nella vita quotidiana, fornendo consigli per mantenere uno stile di vita sano e attivo.

CAPITOLO 5: INTEGRAZIONE E ADATTAMENTI ALLA VITA QUOTIDIANA

5.1 Integrazione nel Lifestyle

Adottare una dieta antinfiammatoria non è solo una questione di scelte alimentari, ma riguarda anche l'integrazione di questi principi in uno stile di vita complessivo. Questo capitolo si concentra su come incorporare la dieta antinfiammatoria nella vita quotidiana in modo sostenibile e gratificante. Dal mangiare con consapevolezza al coinvolgimento di famiglia e amici, esploreremo varie strategie per rendere questa dieta una parte naturale e soddisfacente della routine quotidiana.

Adottare un Approccio Olistico:

- Comprendere che una dieta antinfiammatoria va oltre il cibo. Include anche un'attività fisica regolare, una buona igiene del sonno e tecniche di gestione dello stress, tutti fattori che influenzano l'infiammazione nel corpo.

Mangiare con Consapevolezza:

- Praticare l'alimentazione consapevole, prestando attenzione ai segnali di fame e sazietà del corpo.

Godersi i pasti senza fretta, concentrandosi sui sapori, le texture e gli aromi.

Coinvolgimento della Famiglia e degli Amici:

- Condividere i benefici della dieta antinfiammatoria con familiari e amici. Preparare pasti insieme può essere un'attività piacevole e un modo per incoraggiare gli altri a provare nuovi alimenti salutari.

Pianificazione dei Pasti e della Spesa:

- Dedicare del tempo ogni settimana alla pianificazione dei pasti e alla creazione di una lista della spesa mirata. Questo non solo aiuta a mantenere la dieta sui binari ma può anche essere un'attività divertente e creativa.

Educazione Continua:

- Mantenersi informati sugli ultimi studi e consigli sulla nutrizione e l'infiammazione. Leggere libri, seguire blog o partecipare a workshop può arricchire le conoscenze e mantenere alta la motivazione.

Integrazione Graduale:

- Introdurre cambiamenti gradualmente per evitare di sentirsi sopraffatti. Cominciare con piccoli passi, come aggiungere più verdure ai pasti o sostituire gli snack trasformati con opzioni più salutari.

Sperimentare in Cucina:

- Sperimentare con nuove ricette e alimenti può rendere la dieta più interessante e meno monotona. Esplorare diverse cucine etniche può essere un ottimo modo per scoprire nuovi piatti antinfiammatori.

Ascoltare il Proprio Corpo:

- Essere attenti a come il corpo reagisce a diversi alimenti e adattare la dieta di conseguenza. Se alcuni alimenti causano disagio o gonfiore, è importante riconoscerlo e fare gli aggiustamenti necessari.

Creare una Rete di Supporto:

- Unirsi a gruppi o comunità, sia online che offline, che condividono l'interesse per uno stile di vita salutare e antinfiammatorio. La condivisione di esperienze e consigli può essere una fonte di supporto e ispirazione.

Integrando questi principi nel quotidiano, la dieta antinfiammatoria può diventare una parte naturale e piacevole dello stile di vita.

5.2 Gestione delle Tentazioni e Degli Sgarri

Una delle sfide più grandi nel mantenere una dieta antinfiammatoria è gestire le tentazioni e affrontare eventuali sgarri. In questo capitolo, esploreremo strategie per affrontare questi momenti in modo che non diventino ostacoli al successo a lungo termine della dieta. Dalle tecniche per gestire le voglie a come recuperare dopo uno sgarro, ecco dei consigli pratici e realistici.

Riconoscere e Comprendere le Proprie Voglie:

- Capire le cause delle voglie può aiutare a gestirle meglio. Spesso, le voglie sono guidate da emozioni, stress o abitudini. Riconoscerle permette di sviluppare strategie specifiche per affrontarle.

Strategie per Affrontare le Voglie:

- Trovare alternative salutari ai cibi desiderati. Ad esempio, se si desidera qualcosa di dolce, optare per frutta fresca o yogurt greco con un po' di miele.

- Distrarsi con attività non legate al cibo, come fare una passeggiata, leggere un libro o ascoltare musica.

Creare un Ambiente di Supporto:

- Evitare di tenere in casa cibi tentatori che non si adattano alla dieta antinfiammatoria. Avere sempre a disposizione alternative sane rende meno probabile cedere alle tentazioni.

Gestire Gli Sgarri con Compassione:

- Accettare che gli sgarri possono accadere. L'importante è non colpevolizzarsi e tornare subito ai principi della dieta antinfiammatoria.

- Considerare ogni sgarro come un'opportunità per apprendere e crescere. Riflettere su ciò che ha portato allo sgarro e come si può evitare in futuro.

Uso di Tecniche di Riduzione dello Stress:

- Poiché lo stress può spesso portare a scelte alimentari malsane, adottare tecniche di riduzione dello stress come meditazione, yoga o respirazione profonda.

Pianificazione per Eventi Speciali:

- Quando si partecipa a eventi o si mangia fuori, pianificare in anticipo per fare scelte alimentari più consapevoli. Ad esempio, mangiare uno spuntino sano prima di un evento può ridurre la tentazione di cedere a cibi meno salutari.

Focalizzarsi sul Progresso, Non sulla Perfezione:

- Concentrarsi sul fare scelte sane nella maggior parte dei casi, piuttosto che aspirare alla perfezione. Una mentalità flessibile può aiutare a mantenere la dieta nel lungo termine.

Supporto da Amici e Famiglia:

- Condividere i propri obiettivi e le sfide con amici e familiari può fornire un supporto aggiuntivo e incoraggiamento.

Implementando queste strategie, è possibile gestire efficacemente le tentazioni e gli sgarri, mantenendo un approccio sano e bilanciato alla dieta antinfiammatoria

5.3 Adattamenti per Famiglie e Bambini

Incorporare una dieta antinfiammatoria in un contesto familiare, specialmente quando ci sono bambini coinvolti, può sembrare una sfida. Tuttavia, con alcuni adattamenti e strategie creative, è possibile rendere la dieta antinfiammatoria attraente e adatta a tutte le età. Questo punto esplora modi per introdurre principi antinfiammatori in un contesto familiare, garantendo che sia i bambini sia gli adulti possano godere dei benefici per la salute.

Introduzione Graduale:

- Iniziare lentamente, introducendo cambiamenti graduali nella dieta familiare. Sostituire gli snack trasformati con alternative più sane, e aggiungere più verdure e frutta a ogni pasto.

Coinvolgimento dei Bambini nella Pianificazione e Preparazione dei Pasti:

- Coinvolgere i bambini nella pianificazione dei pasti e nella preparazione delle ricette può aumentare il loro interesse per cibi sani. Lasciarli scegliere tra diverse opzioni di verdure o frutta, o aiutare in cucina, può renderli più propensi a provare nuovi alimenti.

Rendere i Pasti Divertenti e Colorati:

- Presentare i pasti in modo divertente e visivamente attraente per i bambini. Usare tagliapasta per dare forme divertenti alle verdure o preparare piatti colorati con una varietà di frutta e verdura.

Sostituzioni Intelligenti nelle Ricette Familiari:

- Modificare le ricette familiari preferite sostituendo ingredienti meno salutari con alternative antinfiammatorie. Ad esempio, usare farine integrali invece di farine raffinate, o sostituire il burro con olio d'oliva.

Snack Salutari a Portata di Mano:

- Tenere a disposizione snack salutari come frutta fresca, verdure tagliate, noci e yogurt greco. Questo aiuta a evitare il consumo di snack trasformati e zuccherati.

Educazione Alimentare Giocosa:

- Insegnare ai bambini l'importanza di una dieta salutare attraverso libri, giochi o attività educative. Imparare giocando può incoraggiarli a fare scelte alimentari sane.

Pasti in Famiglia:

- Mangiare insieme come famiglia il più possibile. I pasti condivisi sono un'opportunità per dare l'esempio e discutere l'importanza di una dieta sana.

Essere Flessibili e Pazienti:

- Accettare che l'adattamento a nuovi gusti e abitudini alimentari può richiedere tempo. Essere pazienti e flessibili, offrendo ai bambini diverse opzioni e incoraggiandoli a provare nuovi cibi senza pressioni.

Implementando queste strategie, è possibile creare un ambiente familiare dove la dieta antinfiammatoria è non solo salutare ma anche divertente e coinvolgente. Questo approccio può aiutare a stabilire abitudini alimentari sane per tutta la vita.

5.4 Viaggiare e Mantenere la Dieta Antinfiammatoria

Viaggiare può presentare sfide uniche per mantenere una dieta antinfiammatoria, ma con una pianificazione adeguata e strategie intelligenti, è possibile rimanere fedeli ai principi antinfiammatori anche in movimento. Analizziamone alcune:

Pianificazione Anticipata:

- Prima di partire, fare ricerche su ristoranti e supermercati nella destinazione che offrono opzioni salutari. Considerare l'idea di prenotare alloggi con cucina per poter preparare i propri pasti.

Portare Snack Salutari:

- Portare con sé snack antinfiammatori come frutta secca, barrette energetiche fatte in casa, frutta fresca o mix di noci. Questi snack sono utili durante il viaggio e possono aiutare a evitare scelte malsane.

Scegliere Opzioni di Ristorazione Intelligenti:

- Quando si mangia fuori, optare per ristoranti che offrono piatti freschi e fatti in casa. Evitare fast food e scegliere piatti con abbondanti verdure, cereali integrali e proteine magre.

Bere Molta Acqua:

- Mantenere l'idratazione bevendo molta acqua, soprattutto durante i voli o in climi caldi. Evitare bevande zuccherate e alcoliche che possono contribuire all'infiammazione.

Flessibilità e Adattamento:

- Essere flessibili con le scelte alimentari quando le opzioni sono limitate, cercando di fare la scelta migliore possibile in base alle circostanze.

Comunicare le Proprie Esigenze:

- Quando si mangia in gruppo, non esitare a comunicare le proprie esigenze dietetiche. La maggior parte dei ristoranti è disposta ad accogliere richieste speciali.

Sfruttare le Opportunità Locali:

- Quando possibile, sperimentare alimenti locali che si adattano alla dieta antinfiammatoria. Molti luoghi offrono specialità uniche ricche di ingredienti freschi e salutari.

Stare Attivi:

- Incorporare attività fisica nel viaggio, come camminate, escursioni o nuoto. L'esercizio fisico è un importante complemento alla dieta antinfiammatoria.

Mantenere la Routine:

- Cercare di mantenere una routine simile a quella di casa, come orari regolari dei pasti e abitudini sane di sonno, per supportare la dieta e lo stile di vita antinfiammatori.

Implementando queste strategie, viaggiare può diventare un'opportunità per esplorare nuove culture e cucine, pur rimanendo fedeli agli obiettivi di salute.

5.5 Supporto Sociale e Motivazione

Mantenere una dieta antinfiammatoria può essere una sfida, specialmente quando si affrontano ostacoli quotidiani o si sente la mancanza di motivazione. Il supporto sociale è un fattore cruciale per il successo a lungo termine di qualsiasi cambiamento dello stile di vita, inclusa l'adozione di abitudini alimentari salutari.

Creare o Trovare una Comunità di Supporto:

- Unirsi a gruppi online o comunità locali che condividono l'interesse per una vita sana e una dieta antinfiammatoria. Questi gruppi possono fornire consigli, incoraggiamento e condivisione di esperienze.

Coinvolgere Amici e Familiari:

- Condividere gli obiettivi di salute con amici e familiari e chiedere il loro supporto. Cucinare pasti antinfiammatori insieme o condividere ricette può essere un modo per coinvolgere gli altri e ricevere supporto.

Impostare Obiettivi Realistici:

- Stabilire obiettivi raggiungibili e misurabili può aiutare a rimanere motivati. Festeggiare anche i piccoli successi può fornire un senso di realizzazione e incoraggiare a proseguire.

Cercare Consulenza Professionale se Necessario:

- Consultare un dietista o un nutrizionista per ricevere consigli personalizzati e supporto nel percorso verso una dieta antinfiammatoria.

Partecipare a Workshop o Eventi Educativi:

- Partecipare a eventi, seminari o workshop sulla nutrizione e la salute può aumentare la conoscenza e la motivazione.

Tenere un Diario Alimentare e di Attività:

- Documentare il percorso alimentare e le attività fisiche può aiutare a monitorare i progressi e a mantenere la responsabilità personale.

Riconoscere e Gestire le Sfide:

- Essere consapevoli delle sfide personali, come la gestione dello stress o la tentazione di cibi malsani, e sviluppare strategie per affrontarle efficacemente.

Ricercare Ispirazione:

- Leggere storie di successo di altre persone che hanno adottato una dieta antinfiammatoria può essere fonte di ispirazione e motivazione.

Ricordare i Benefici per la Salute:

- Mantenere a mente i benefici per la salute associati alla dieta antinfiammatoria, come una riduzione del rischio di malattie croniche e un miglioramento del benessere generale, può essere un potente motivatore.

Flessibilità e Gentilezza con Se Stessi:

- Essere flessibili e non troppo severi con se stessi. Capire che ogni viaggio è personale e che è normale avere alti e bassi.

Implementando queste strategie, è possibile trovare la forza e il sostegno necessari per mantenere una dieta antinfiammatoria nel lungo termine. Nel prossimo capitolo, ci concentreremo sull'integrazione dell'esercizio fisico nella routine quotidiana, evidenziando come l'attività fisica sia un complemento importante alla dieta antinfiammatoria.

CAPITOLO 6: ESERCIZIO FISICO E DIETA ANTINFIAMMATORIA

6.1 L'Importanza dell'Attività Fisica

Mentre una dieta antinfiammatoria è fondamentale per ridurre l'infiammazione e promuovere la salute generale, l'importanza dell'attività fisica non può essere sottovalutata. L'esercizio fisico regolare gioca un ruolo cruciale nel migliorare la salute generale, riducendo ulteriormente l'infiammazione e migliorando la qualità della vita. In questo capitolo, esploreremo come l'attività fisica si integra con una dieta antinfiammatoria, offrendo consigli per incorporare l'esercizio nella routine quotidiana.

Benefici dell'Esercizio Fisico:

- L'esercizio fisico regolare può ridurre significativamente i livelli di citochine infiammatorie nel corpo.

- Aiuta a migliorare la circolazione, rafforza il cuore e i polmoni, e aumenta l'efficienza del sistema immunitario.

- L'attività fisica regolare aiuta a controllare il peso, che è un fattore importante nella riduzione dell'infiammazione e nel prevenire malattie correlate all'obesità.

Integrazione dell'Esercizio nella Routine Quotidiana:

- Trovare attività che si amano e che si possono mantenere a lungo termine è essenziale. Ciò potrebbe includere camminate, corsa, nuoto, ciclismo, yoga o allenamento con i pesi.

- Anche piccoli cambiamenti, come usare le scale anziché l'ascensore o fare una passeggiata durante la pausa pranzo, possono fare una differenza significativa.

Creazione di un Piano di Esercizio Sostenibile:

- Stabilire un programma regolare di esercizio fisico, adattandolo al proprio stile di vita, capacità e interessi.

- Per coloro che sono nuovi all'esercizio fisico, è importante iniziare lentamente e aumentare gradualmente l'intensità e la durata.

Monitoraggio del Progresso:

- Utilizzare un diario di esercizio o app per tracciare i progressi può essere motivante e aiutare a rimanere concentrati sugli obiettivi.

- Celebrare i traguardi raggiunti nell'esercizio fisico può aumentare la motivazione e l'impegno a lungo termine.

Equilibrio tra Esercizio e Recupero:

- È importante bilanciare l'esercizio fisico con un adeguato recupero e riposo. Assicurarsi di includere giorni di riposo o attività a basso impatto come lo stretching o lo yoga.

Ascoltare il Proprio Corpo:

- Essere consapevoli di come il proprio corpo risponde all'esercizio. Se si avvertissero dolori o disagi, potrebbe essere necessario modificare l'attività o consultare un professionista.

Esercizio come Parte di Uno Stile di Vita Antinfiammatorio:

- Integrare l'esercizio fisico con una dieta antinfiammatoria per massimizzare i benefici per la salute. Entrambi lavorano in sinergia per ridurre l'infiammazione e migliorare il benessere generale.

L'attività fisica è un elemento essenziale per una vita sana e antinfiammatoria.

6.2 Tipi di Esercizio Consigliati

Per coloro che seguono una dieta antinfiammatoria, l'integrazione di specifici tipi di esercizio fisico può potenziare i benefici per la salute. Ecco alcuni esempi:

1. Esercizio Aerobico:

- Attività come camminare, correre, nuotare o andare in bicicletta sono forme eccellenti di esercizio aerobico. Queste attività aumentano la frequenza cardiaca, migliorano la circolazione e riducono l'infiammazione.

- L'esercizio aerobico regolare è anche efficace nel gestire il peso corporeo, che è un fattore chiave nel controllo dell'infiammazione.

2. Allenamento di Forza:

- L'allenamento con i pesi o l'utilizzo di bande di resistenza aiuta a costruire e mantenere la massa muscolare. I muscoli sani aiutano a regolare il metabolismo e possono ridurre l'infiammazione.

- L'allenamento di forza può essere adattato a tutte le età e livelli di fitness e può essere fatto anche a casa con attrezzature minime.

3. Esercizi di Flessibilità ed Equilibrio:

- Lo yoga e il Pilates sono forme eccellenti di esercizi che migliorano la flessibilità, l'equilibrio e la forza del core. Queste pratiche possono anche ridurre lo stress, che è un fattore importante nell'infiammazione.

- L'inclusione regolare di stretching aiuta a prevenire lesioni, migliorare la postura e aumentare la mobilità articolare.

4. Attività a Basso Impatto:

- Per chi ha problemi articolari o è nuovo all'esercizio, attività a basso impatto come camminare, nuotare o andare in bicicletta possono essere opzioni ideali.

- Queste attività riducono lo stress sulle articolazioni pur offrendo tutti i benefici dell'esercizio aerobico.

5. Attività All'aperto:

- Attività come escursionismo, canottaggio o semplicemente camminare all'aperto possono avere benefici aggiuntivi per la salute mentale. Il contatto con la natura può ridurre lo stress e migliorare l'umore.

6. Attività di Gruppo o Sport di Squadra:

- Partecipare a sport di squadra o gruppi di esercizio può fornire un senso di comunità e responsabilità, rendendo l'esercizio più piacevole e sostenibile.

- Attività di gruppo come lezioni di fitness, danza o sport di squadra possono aumentare la motivazione e l'adesione all'esercizio.

Consigli per l'Incorporazione dell'Esercizio nella Routine Quotidiana:

- Pianificare gli allenamenti come si farebbe per qualsiasi altro impegno importante.

- Variare gli esercizi per mantenere l'interesse e coinvolgere diversi gruppi muscolari.

- Ascoltare il proprio corpo e adattare l'intensità dell'esercizio in base alle proprie capacità e condizioni di salute.

L'attività fisica è un componente essenziale di un approccio olistico alla riduzione dell'infiammazione e alla promozione della salute generale.

6.3 Integrare Esercizio e Dieta

L'integrazione efficace dell'esercizio fisico con una dieta antinfiammatoria crea un approccio olistico alla salute. Questa combinazione non solo migliora la gestione dell'infiammazione, ma contribuisce anche a una salute generale ottimale.

Sinergia tra Dieta ed Esercizio:

- Una dieta antinfiammatoria fornisce i nutrienti essenziali che aiutano il corpo a recuperare e a rafforzarsi dopo l'esercizio. Allo stesso tempo, l'esercizio fisico regolare aumenta il metabolismo e l'efficienza del corpo nell'utilizzare questi nutrienti.

Pianificazione dei Pasti Intorno all'Esercizio:

- Consumare un pasto leggero e ricco di carboidrati complessi e proteine magre circa 1-2 ore prima dell'allenamento può fornire energia sufficiente per l'esercizio. Dopo l'allenamento, un pasto che include proteine e carboidrati aiuta nella riparazione e nel recupero muscolare.

Idratazione Adeguata:

- Mantenere un'adeguata idratazione è fondamentale, soprattutto quando si esercita. L'acqua supporta tutte le funzioni corporee, inclusa la capacità di metabolizzare efficacemente i nutrienti.

Cibo come Carburante:

- Vedere il cibo come carburante per il corpo, scegliendo alimenti che forniscono energia sostenuta. Ciò include cereali integrali, frutta, verdure e proteine magre.

Evitare Alimenti Infiammatori Post-Esercizio:

- Dopo l'esercizio, è particolarmente importante evitare cibi che possono promuovere l'infiammazione, come quelli ad alto contenuto di zuccheri raffinati o grassi saturi.

Integrazione di Omega-3 e Antiossidanti:

- Alimenti ricchi di omega-3 e antiossidanti possono aiutare a ridurre l'infiammazione muscolare e accelerare il recupero. Questo include pesci grassi, noci, semi di lino e una vasta gamma di frutta e verdura colorata.

Ascoltare il Proprio Corpo:

- Essere consapevoli di come il corpo reagisce alla combinazione di dieta ed esercizio. Alcuni potrebbero aver bisogno di più carboidrati per l'energia, mentre altri potrebbero richiedere un maggiore apporto proteico per il recupero muscolare.

Regolarità e Consistenza:

- Mantenere un programma regolare di esercizio fisico e aderire in modo consistente alla dieta antinfiammatoria. La regolarità in entrambi contribuisce a risultati migliori a lungo termine.

Consultare Esperti:

- Per un approccio personalizzato, considerare la consulenza di un dietista o di un allenatore personale. Possono fornire consigli specifici in base alle esigenze individuali, obiettivi e condizioni di salute.

Integrando con cura l'esercizio fisico e la dieta antinfiammatoria, si può raggiungere un equilibrio che supporta la salute complessiva, migliora la gestione dell'infiammazione e promuove uno stile di vita sano e attivo.

6.4 Evitare Infortuni e Infiammazioni

L'esercizio fisico è un pilastro fondamentale della salute, ma come ogni attività, porta con sé il rischio di infortuni e può talvolta aumentare temporaneamente l'infiammazione. Un approccio consapevole all'esercizio è cruciale per evitare questi rischi.

Riscaldamento e Raffreddamento Adeguati:

- Iniziare ogni sessione di esercizio con un riscaldamento per preparare i muscoli e il sistema cardiovascolare all'attività. Ciò può includere stretching leggero o esercizi a bassa intensità come camminare.

- Terminare ogni sessione con un raffreddamento, che aiuta a normalizzare la circolazione sanguigna e ridurre l'accumulo di lattato nei muscoli.

Incrementare Gradualmente l'Intensità:

- Aumentare gradualmente l'intensità e la durata dell'esercizio per dare tempo al corpo di adattarsi, riducendo il rischio di infortuni.

- Per i principianti o coloro che riprendono dopo una pausa, è particolarmente importante iniziare lentamente e aumentare progressivamente l'attività.

Scegliere Attività Appropriate:

- Selezionare esercizi che si adattano al livello di forma fisica attuale e agli obiettivi personali. Evitare esercizi che causano dolore o disagio.

- Considerare attività a basso impatto come nuoto, yoga o ciclismo se si hanno problemi articolari o altri problemi di salute.

Ascoltare il Proprio Corpo:

- Prestare attenzione ai segnali del corpo durante l'esercizio. Dolore, eccessiva fatica o disagio sono indicatori che si potrebbe stare esagerando.

- In caso di dolore o sospetto infortunio, è importante fermarsi e consultare un professionista sanitario.

Integrare Esercizi di Flessibilità e Forza:

- Incorporare esercizi di flessibilità come stretching o yoga per migliorare la mobilità e ridurre il rischio di infortuni.

- Includere allenamenti di forza per costruire muscoli che supportano e proteggono le articolazioni.

Idratazione e Nutrizione Adeguata:

- Mantenere un'adeguata idratazione, specialmente durante esercizi intensi o in condizioni di caldo.

- Assicurarsi di nutrire il corpo con cibi antinfiammatori prima e dopo l'esercizio per ottimizzare il recupero e ridurre l'infiammazione.

Riposo e Recupero:

- Incorporare giorni di riposo nel programma di allenamento per permettere al corpo di recuperare.

- Dormire a sufficienza, in quanto il sonno è cruciale per il processo di guarigione e recupero del corpo.

Uso di Attrezzature Appropriate:

- Utilizzare attrezzature e indumenti adeguati all'esercizio scelto. Scarpe correttamente adattate, ad esempio, possono ridurre significativamente il rischio di infortuni.

Adottando questi approcci, si può godere dei benefici dell'esercizio fisico riducendo al minimo il rischio di infortuni e l'infiammazione.

6.5 Piani di Allenamento Esemplificativi

Un piano di allenamento ben strutturato è essenziale per massimizzare i benefici dell'esercizio fisico in combinazione con una dieta antinfiammatoria. Questo punto fornisce esempi di piani di allenamento che possono essere adattati a vari livelli di fitness e obiettivi personali.

Piano per Principianti:

- **Frequenza:** 3 giorni a settimana.

- **Attività:** Combinare camminata veloce o jogging leggero (20-30 minuti) con esercizi di base di forza (come squat, plank e sollevamenti leggeri) e stretching.

- **Obiettivo:** Costruire la resistenza di base e abituare il corpo all'attività fisica regolare.

Piano per Intermedi:

- **Frequenza:** 4-5 giorni a settimana.

- **Attività:** Alternare cardio (come corsa, nuoto o ciclismo) per 30-45 minuti con allenamenti di forza mirati (esercizi con pesi o bande di resistenza) e sessioni di yoga o Pilates.

- **Obiettivo:** Migliorare la forza e la resistenza, tonificare i muscoli e aumentare la flessibilità.

Piano per Avanzati:

- **Frequenza:** 5-6 giorni a settimana.

- **Attività:** Combinare allenamenti cardio intensi (come HIIT o corsa a lunga distanza) con allenamenti di forza avanzati (esercizi con pesi più pesanti, allenamenti funzionali) e sessioni di stretching o mobilità avanzata.

- **Obiettivo:** Massimizzare la resistenza cardiovascolare, la forza e migliorare le prestazioni atletiche generali.

Piano per Anziani o per chi ha Problemi Articolari:

- **Frequenza:** 3-4 giorni a settimana.

- **Attività:** Camminate leggere, nuoto, tai chi o yoga dolce, combinati con esercizi di forza leggeri che non gravano sulle articolazioni.

- **Obiettivo:** Mantenere la mobilità, la flessibilità e la forza muscolare, riducendo il rischio di infortuni.

Consigli Generali per Tutti i Piani:

- **Riscaldamento e Raffreddamento:** Includere sempre un riscaldamento di 5-10 minuti e un raffreddamento con stretching.

- **Idratazione:** Bere acqua prima, durante e dopo l'esercizio.

- **Ascoltare il Proprio Corpo:** Modificare l'intensità e la durata in base alle sensazioni fisiche e al livello di energia.

- **Varietà:** Cambiare regolarmente gli esercizi per mantenere l'allenamento interessante e sfidante.

Integrando questi piani di allenamento con una dieta antinfiammatoria, si può ottenere un equilibrio ottimale tra nutrizione e attività fisica, portando a una salute migliore e una riduzione dell'infiammazione. Nel prossimo capitolo, ci concentreremo sulla valutazione e il monitoraggio del progresso nell'adozione di uno stile di vita antinfiammatorio, fornendo strumenti e tecniche per misurare e celebrare i successi.

CAPITOLO 7: MONITORARE I PROGRESSI E AGGIUSTAMENTI

7.1 Valutazione e Monitoraggio del Progresso

La valutazione e il monitoraggio del progresso sono aspetti cruciali nell'adozione di qualsiasi nuovo stile di vita, inclusa la dieta antinfiammatoria. Questo capitolo fornisce strumenti e tecniche per tracciare i progressi, valutare l'efficacia della dieta e degli esercizi, e apportare eventuali modifiche necessarie.

Impostazione di Obiettivi Specifici e Misurabili:

- Stabilire obiettivi chiari e realistici relativi alla dieta e all'esercizio fisico. Questi possono includere obiettivi come la perdita di peso, la riduzione di determinati sintomi, o il raggiungimento di specifici traguardi di fitness.

- Gli obiettivi devono essere specifici, misurabili, raggiungibili, rilevanti e temporali (SMART).

Utilizzo di Diari Alimentari e di Esercizio:

- Tenere un diario alimentare per registrare ciò che si mangia ogni giorno, aiutando a identificare modelli alimentari e possibili trigger infiammatori.

- Registrare gli allenamenti, inclusa la tipologia di esercizio, la durata e l'intensità, per monitorare la coerenza e il progresso nell'attività fisica.

Monitoraggio dei Sintomi e del Benessere Generale:

- Annotare eventuali sintomi di infiammazione o problemi di salute e osservare come cambiano nel tempo. Questo può includere aspetti come livelli di energia, qualità del sonno, digestione, e stato della pelle.

- Valutare periodicamente il benessere generale e i livelli di stress.

Uso di Strumenti Tecnologici:

- Considerare l'utilizzo di app per smartphone o dispositivi indossabili per tracciare l'alimentazione, l'esercizio fisico, e altri fattori come il sonno e l'attività giornaliera.

- Alcune app offrono anche funzionalità di analisi dei progressi e suggerimenti personalizzati.

Valutazioni Regolari con Professionisti della Salute:

- Sottoporsi a controlli regolari con un medico o un dietista per valutare gli aspetti di salute come livelli di colesterolo, pressione sanguigna e altri marker di infiammazione.

- Discutere i progressi e ricevere feedback professionali può aiutare a raffinare ulteriormente la dieta e il regime di esercizio.

Autovalutazione e Riflessione Personale:

- Dedicare del tempo regolarmente per riflettere sui progressi, le sfide e le soddisfazioni sperimentate. Questo può aiutare a mantenere la motivazione e ad apportare eventuali aggiustamenti necessari.

- Celebrare i successi, grandi e piccoli, per rafforzare l'impegno verso uno stile di vita antinfiammatorio.

Adattare e Modificare il Piano:

- Essere pronti ad adattare la dieta e l'esercizio fisico in base ai risultati del monitoraggio. Questo può significare modificare specifici aspetti dell'alimentazione o dell'allenamento in risposta ai feedback del proprio corpo e ai risultati ottenuti.

Implementando queste strategie di valutazione e monitoraggio, si può mantenere un approccio consapevole e reattivo alla dieta antinfiammatoria e all'esercizio fisico.

7.2 Affrontare e Superare Ostacoli Comuni

Adottare e mantenere uno stile di vita antinfiammatorio può presentare sfide e ostacoli. Il riconoscimento e la gestione di queste difficoltà sono cruciali per il successo a lungo termine. Identificheremo, quindi, gli ostacoli comuni e offriremo strategie per superarli, fornendo ai lettori gli strumenti necessari per rimanere impegnati nel loro percorso verso la salute.

Gestione delle Voglie e delle Abitudini Alimentari Precedenti:

- Capire che le vecchie abitudini alimentari possono richiedere tempo per essere modificate. Identificare le situazioni o le emozioni che scatenano le voglie e sviluppare strategie alternative, come lo spuntino sano o l'attività fisica.

- Mantenere sempre a disposizione opzioni salutari per evitare di ricorrere a cibi meno sani.

Affrontare la Resistenza da Parte di Amici e Familiari:

- Spiegare ai propri cari il motivo della scelta di uno stile di vita antinfiammatorio e i suoi benefici. Coinvolgerli preparando pasti deliziosi e salutari insieme.

- Trovare un equilibrio tra socializzazione e aderenza alla dieta, ad esempio scegliendo ristoranti che offrono opzioni salutari.

Bilanciare Dieta ed Esercizio con un Programma Impegnativo:

- Pianificare in anticipo i pasti e gli allenamenti può aiutare a integrarli in un programma fitto di impegni.

- Considerare la preparazione dei pasti o l'allenamento a intervalli per massimizzare l'efficienza.

Affrontare Periodi di Stress e Occupazione:

- Sviluppare tecniche di gestione dello stress come la meditazione, il respiro profondo o le passeggiate nella natura.

- Essere flessibili e adattare la routine di dieta ed esercizio alle circostanze.

Gestire le Limitazioni Finanziarie:

- Trovare modi per seguire una dieta antinfiammatoria con un budget limitato, come acquistare alimenti di stagione, optare per proteine vegetali come legumi, o acquistare all'ingrosso.

- Sfruttare le risorse online per trovare ricette economiche ma salutari.

Superare la Fatica e la Mancanza di Motivazione:

- Stabilire obiettivi a breve e lungo termine per mantenere la motivazione.

- Ricordare i benefici a lungo termine della salute e del benessere che derivano da uno stile di vita antinfiammatorio.

Rispondere a Contraccolpi e Fallimenti:

- Accettare che contraccolpi e fallimenti sono parte del percorso. Utilizzarli come opportunità di apprendimento piuttosto che come fonte di frustrazione.

- Non essere troppo severi con se stessi e ricordare che la coerenza nel tempo è più importante della perfezione.

Implementando queste strategie, si può navigare e superare efficacemente gli ostacoli comuni nel mantenere uno stile di vita antinfiammatorio

7.3 Continuo Apprendimento e Aggiornamento

L'ambito della nutrizione e dell'esercizio fisico è in costante evoluzione, con nuove ricerche e informazioni che emergono regolarmente. Rimanere informati e aggiornati è cruciale per ottimizzare una dieta antinfiammatoria e un regime di esercizio fisico. Questo punto si concentra sull'importanza dell'educazione continua e su come rimanere aggiornati sulle ultime scoperte e tendenze.

1. Partecipazione a Workshop e Seminari:

- Partecipare a workshop, seminari o conferenze online e offline che trattano di nutrizione e fitness. Questi eventi possono offrire informazioni preziose e aggiornate da esperti nel campo.

2. Lettura di Libri e Riviste Accreditate:

- Leggere libri, riviste scientifiche e articoli che trattano di salute, nutrizione e fitness. Assicurarsi che le fonti siano affidabili e basate su ricerche scientifiche.

3. Sfruttare le Risorse Online:

- Seguire blog affidabili, canali YouTube o podcast dedicati alla salute e alla nutrizione. Molte di queste risorse online offrono informazioni aggiornate e facilmente accessibili.

4. Consultazione con Professionisti della Salute:

- Programmare incontri regolari con professionisti della salute, come nutrizionisti o allenatori personali, per ricevere consigli individualizzati e basati sulle ultime ricerche.

5. Partecipazione a Comunità Online:

- Unirsi a forum o gruppi di discussione online dove si condividono idee, esperienze e consigli su dieta e fitness. Queste comunità possono offrire supporto, ispirazione e nuove prospettive.

6. Sperimentazione e Adattamento Personale:

- Provare nuovi alimenti, ricette e tipi di esercizio per vedere come reagisce il proprio corpo. Adattare la dieta e il regime di fitness in base a ciò che funziona meglio per sé.

7. Monitoraggio dei Progressi e Adattamenti:

- Utilizzare diari alimentari e di esercizio per monitorare i progressi e identificare aree di miglioramento. Modificare la dieta e l'esercizio in base a nuove scoperte o alle proprie esigenze in evoluzione.

8. Attenzione a Mode e Tendenze Non Scientifiche:

- Essere critici verso le tendenze alimentari e di esercizio che non hanno basi scientifiche solide. Verificare sempre le informazioni e le fonti prima di implementare grandi cambiamenti nella dieta o nell'esercizio.

9. Educazione Continua su Prodotti e Integratori:

- Informarsi su nuovi integratori e prodotti che possono supportare uno stile di vita antinfiammatorio. Consultare sempre un professionista prima di aggiungere nuovi integratori alla dieta.

Rimanendo informati e flessibili, è possibile adattare in modo continuo e ottimale la dieta antinfiammatoria e il piano di esercizio fisico alle proprie esigenze e alle ultime ricerche.

7.4 Mantenimento a Lungo Termine dello Stile di Vita Antinfiammatorio

Mantenere uno stile di vita antinfiammatorio nel lungo termine può essere una sfida, ma è fondamentale per il benessere continuo e la prevenzione delle malattie croniche. Questo punto si propone di offrire strategie per garantire che la dieta e l'esercizio fisico antinfiammatori diventino parte integrante della vita quotidiana, piuttosto che una soluzione temporanea.

Creazione di Abitudini Sostenibili:

- Concentrarsi sulla creazione di abitudini piuttosto che su cambiamenti drastiche a breve termine. Le piccole modifiche costanti alla dieta e all'esercizio fisico sono più sostenibili nel tempo.

- Integrare gradualmente scelte alimentari e attività fisiche antinfiammatorie nella routine quotidiana fino a che non diventano una seconda natura.

Flessibilità e Bilanciamento:

- Essere flessibili nelle scelte alimentari e di esercizio, permettendo occasionali indulgenze o variazioni senza sensi di colpa.

- Bilanciare momenti di stretta aderenza alla dieta con periodi più rilassati, specialmente durante occasioni sociali o vacanze.

Supporto Sociale e Condivisione:

- Coinvolgere amici e familiari nella dieta e nell'esercizio, rendendo le attività sociali e il tempo trascorso insieme opportunità per condividere uno stile di vita sano.

- Condividere ricette, consigli di esercizio e progressi con altri può fornire motivazione e supporto reciproco.

Continuo Apprendimento e Adattamento:

- Rimanere informati sulle ultime ricerche e tendenze in nutrizione e fitness. Essere disposti ad adattare la dieta e l'esercizio in base a nuove informazioni e alle mutevoli esigenze del corpo.

- Partecipare a seminari, workshop o gruppi di discussione per rimanere motivati e informati.

Monitoraggio e Valutazione Regolari:

- Monitorare periodicamente la salute attraverso controlli medici, valutazioni della forma fisica e auto-osservazione dei sintomi.

- Riflettere regolarmente sui benefici percepiti dello stile di vita antinfiammatorio e apportare modifiche se necessario.

Gestione dello Stress e del Recupero:

- Integrare tecniche di riduzione dello stress, come la meditazione, lo yoga o il tempo nella natura, nella routine quotidiana.

- Assicurarsi di includere un adeguato riposo e recupero, sia in termini di sonno che di giorni di riposo dall'esercizio.

Celebrare i Successi:

- Riconoscere e celebrare i traguardi raggiunti, sia piccoli che grandi, per mantenere la motivazione.

- Documentare i progressi per riflettere sui cambiamenti positivi nel tempo.

Mantenere un Approccio Olistico:

- Considerare lo stile di vita antinfiammatorio come parte di un approccio olistico alla salute che include dieta, esercizio, gestione dello stress, sonno e relazioni positive.

Adottando queste strategie, lo stile di vita antinfiammatorio può diventare una componente sostenibile e gratificante della vita quotidiana.

7.5 Bilanciare Vita Sociale e Dieta Antinfiammatoria
Mantenere uno stile di vita antinfiammatorio non deve significare il sacrificio della vita sociale. È possibile partecipare a eventi sociali, cene al ristorante e riunioni familiari mantenendo le scelte alimentari che supportano la propria salute. Ecco alcuni consigli che potrebbero aiutarci in situazioni di questo genere. Questi consigli saranno utili per il prossimo capitolo, che tratterà la gestione delle festività e delle occasioni speciali nel contesto di uno stile di vita antinfiammatorio.

Pianificazione Anticipata:

- Quando si partecipa a eventi sociali o si mangia fuori, cercare di pianificare in anticipo. Esaminare i menu dei ristoranti online o suggerire ristoranti che si sa offrono opzioni salutari.

- Considerare di mangiare un piccolo spuntino sano prima di un evento per evitare la tentazione di cedere a cibi malsani.

Comunicare le Proprie Esigenze:

- Non aver paura di comunicare le proprie esigenze dietetiche quando si è invitati a cena da amici o familiari. La maggior parte delle persone sarà comprensiva e accomodante.

- Quando si partecipa a un evento, offrirsi di portare un piatto che si adatti alla propria dieta.

Scelte Intelligenti nei Ristoranti:

- Scegliere piatti con abbondanti verdure, proteine magre e cereali integrali. Evitare cibi fritti, condimenti pesanti e piatti ricchi di carboidrati raffinati.

- Non esitare a chiedere modifiche al piatto, come sostituire le patate fritte con verdure o chiedere che il cibo venga cucinato in olio d'oliva.

Gestione delle Tentazioni:

- Imparare a gestire le tentazioni, riconoscendo che un'occasionale deviazione dalla dieta non rovinerà i progressi a lungo termine.

- Focalizzarsi sul godere della compagnia più che sul cibo.

Bevande Alcoliche e Analcoliche:

- Se si sceglie di bere alcol, optare per opzioni a basso zucchero come vino rosso o birra chiara. Evitare cocktail zuccherati e bevande alcoliche miste.

- Preferire acqua, tè non zuccherato o acqua frizzante come alternative non alcoliche.

Godersi il Momento:

- Ricordarsi che la vita sociale e il godimento delle occasioni speciali sono parti importanti di uno stile di vita equilibrato e felice.

- Non lasciare che la dieta diventi un ostacolo alla partecipazione sociale, ma piuttosto trovare un equilibrio che permetta di godere di entrambi.

Consigli per Le Feste e le Occasioni Speciali:

- Durante le festività o occasioni speciali, concentrarsi su porzioni moderate e fare scelte consapevoli.

- Godere della festa o dell'evento senza esagerare con il cibo e mantenendo il focus sulle relazioni e le esperienze.

Adottando un approccio equilibrato e flessibile, è possibile mantenere uno stile di vita antinfiammatorio senza rinunciare ai piaceri della vita sociale. Nel prossimo capitolo, esploreremo come gestire le festività e le occasioni speciali, offrendo strategie per godersi questi momenti senza compromettere gli obiettivi di salute.

CAPITOLO 8: AFFRONTARE SFIDE E OSTACOLI

8.1 Gestire Festività e Occasioni Speciali

Le festività e le occasioni speciali spesso ruotano attorno a cibo e bevande, che possono rappresentare una sfida per chi segue una dieta antinfiammatoria. Tuttavia, con una pianificazione attenta e strategie adeguate, è possibile godere di questi momenti festivi mantenendo scelte alimentari sane. In questo capitolo, esploriamo come navigare nelle festività e nelle occasioni speciali senza deviare troppo dal percorso antinfiammatorio.

Pianificazione e Preparazione:

- Anticipare le situazioni che si possono presentare durante le festività. Se si sa che ci saranno tentazioni, pianificare in anticipo come gestirle.

- Considerare di preparare e portare piatti che si adattino alla propria dieta, assicurando così di avere opzioni salutari a disposizione.

Focalizzarsi su Alimenti Consentiti:

- Concentrarsi sugli alimenti che si adattano alla dieta antinfiammatoria, come verdure, frutta, noci, e proteine magre.

- Scegliere porzioni moderate degli alimenti preferiti che potrebbero non essere completamente in linea con la dieta, senza esagerare.

Gestione delle Porzioni:

- Durante le occasioni speciali, è facile lasciarsi trasportare dalle porzioni. Prestare attenzione alle dimensioni delle porzioni e cercare di non riempire eccessivamente il piatto.

- Ascoltare i segnali di fame e sazietà del corpo, evitando di mangiare fino al punto di sentirsi scomodi.

Equilibrio tra Socializzazione e Alimentazione:

- Ricordare che le festività e le occasioni speciali sono per la socializzazione e la celebrazione, non solo per il cibo.

- Concentrarsi sul trascorrere tempo con amici e familiari, piuttosto che concentrarsi esclusivamente sul cibo.

Gestire le Bevande Alcoliche:

- Se si sceglie di consumare alcol, optare per opzioni a basso contenuto di zucchero come vino secco o cocktail semplici senza zuccheri aggiunti.

- Alternare bevande alcoliche con acqua per rimanere idratati e limitare il consumo complessivo di alcol.

Mantenere l'Attività Fisica:

- Continuare a incorporare l'esercizio fisico nelle festività. Una passeggiata dopo il pasto o una partita di calcio amichevole con la famiglia possono essere modi divertenti per rimanere attivi.

Gestione Dopo le Festività:

- Se si sgarra durante le festività, non essere troppo severi con se stessi. Riprendere la routine normale il giorno seguente senza sensi di colpa.

- Considerare di aumentare l'attività fisica o di fare scelte alimentari più salutari nei giorni successivi per bilanciare gli eccessi.

Flessibilità e Adattamento:

- Essere flessibili e adattarsi alle circostanze. Le festività non devono essere un periodo di stress o privazione.

Adottando queste strategie, è possibile navigare nelle festività e nelle occasioni speciali mantenendo uno stile di vita antinfiammatorio.

8.2 Ascoltare il Proprio Corpo e Adattare la Dieta

Una componente essenziale nel mantenere uno stile di vita antinfiammatorio è l'abilità di ascoltare e interpretare i segnali del proprio corpo. Ogni individuo può reagire diversamente a certi alimenti o tipi di esercizio. Pertanto, è fondamentale imparare a riconoscere come il corpo risponde e adattare di conseguenza la dieta e l'attività fisica. Ecco alcuni processi che potrebbero soccorrerci nella percezione dei segnali del corpo:

Ascoltare i Segnali del Corpo:

- Prestare attenzione a come il corpo reagisce dopo aver mangiato certi alimenti. Segnali come gonfiore, affaticamento, disagio digestivo o aumenti di energia possono fornire indizi importanti.

- Annotare eventuali reazioni fisiche in un diario alimentare per identificare modelli o trigger specifici.

Adattamento Della Dieta:

- Se si notano reazioni negative a determinati alimenti, anche se generalmente considerati "antinfiammatori", è importante eliminare o ridurre quegli alimenti nella propria dieta.

- Sperimentare con la rimozione o l'introduzione di diversi alimenti per vedere come il corpo risponde, sempre con un approccio equilibrato e nutrizionalmente adeguato.

Riconoscere le Esigenze Nutrizionali Individuali:

- Considerare fattori come età, sesso, livello di attività, condizioni di salute e obiettivi di fitness nel determinare le esigenze nutrizionali.

- Consultare un nutrizionista o un dietista per una guida personalizzata può essere molto utile.

Adattamento dell'Intensità e Tipo di Esercizio:

- Ascoltare il proprio corpo in termini di tolleranza all'esercizio fisico. Alcuni potrebbero trovare benefici in attività ad alta intensità, mentre altri potrebbero trarre maggior vantaggio da esercizi a basso impatto come il nuoto o lo yoga.

- Modificare il regime di esercizio fisico in base ai livelli di energia, eventuali dolori o lesioni e preferenze personali.

Gestione dello Stress e Riposo Adeguato:

- Riconoscere l'impatto dello stress e della fatica sulla salute generale e sull'infiammazione. Implementare pratiche di riduzione dello stress e assicurarsi di avere un sonno adeguato.

- Ascoltare il corpo quando indica la necessità di riposo o di una pausa dall'esercizio fisico.

Monitoraggio e Valutazione Continua:

- Valutare regolarmente l'efficacia della dieta e del piano di esercizio, apportando modifiche in base ai risultati ottenuti e alle sensazioni fisiche.

- Utilizzare strumenti come bilance intelligenti, app per il tracciamento del cibo e fitness tracker per monitorare i progressi e le tendenze.

Mantenere un Approccio Equilibrato:

- Evitare estremismi nella dieta o nell'esercizio fisico. Un approccio equilibrato, che include una varietà di alimenti e attività, è più sostenibile e benefico nel lungo termine.

Ascoltare il proprio corpo e adattare la dieta antinfiammatoria, di conseguenza, è fondamentale per mantenere una salute ottimale e una qualità di vita elevata.

8.3 Importanza della Variazione Alimentare

Una dieta antinfiammatoria equilibrata non si limita solo a evitare determinati alimenti, ma include anche la varietà come componente chiave. Variare gli alimenti non solo previene la monotonia ma garantisce anche l'assunzione di un ampio spettro di nutrienti essenziali.

1. Benefici di Una Dieta Variata:

- Una dieta varia assicura un'ampia gamma di vitamine, minerali, antiossidanti e altri fitonutrienti, ognuno con i suoi benefici specifici.

- La diversità alimentare può ridurre il rischio di carenze nutrizionali e aumentare la protezione contro le malattie croniche.

2. Sperimentare con Diverse Fonti di Nutrienti:

- Introdurre una varietà di fonti di proteine, come pesce, legumi, tofu, e noci, oltre a diverse tipologie di cereali integrali, verdure e frutta.

- Questa varietà può aiutare a mantenere la dieta interessante e gustosa, incoraggiando la continuità nel seguirla.

3. Scoprire Nuovi Alimenti e Ricette:

- Sperimentare con alimenti che potrebbero non essere parte della dieta abituale. Ad esempio, provare frutti esotici, cereali antichi o verdure non convenzionali.

- Esplorare nuove ricette e tecniche di cottura per mantenere l'entusiasmo nella preparazione dei pasti.

4. Ascoltare il Proprio Corpo:

- Osservare come il corpo reagisce a diversi alimenti e adattare la dieta di conseguenza. Alcuni alimenti potrebbero essere più adatti di altri a seconda delle esigenze individuali e delle reazioni personali.

- La variazione aiuta anche a identificare eventuali intolleranze o sensibilità alimentari.

5. Stagionalità e Prodotti Locali:

- Consumare frutta e verdura di stagione non solo garantisce il miglior sapore e valore nutrizionale, ma supporta anche la sostenibilità ambientale.

- Acquistare prodotti locali può promuovere la varietà stagionale e incoraggiare il consumo di alimenti freschi e meno trattati.

6. Benefici Psicologici:

- Un'alimentazione varia può avere benefici psicologici, riducendo la noia alimentare e aumentando il piacere nel mangiare.

- La scoperta e il godimento di nuovi cibi possono essere una fonte di gioia e soddisfazione.

7. Integrazione con Altri Aspetti dello Stile di Vita:

- Combinare una dieta variata con attività fisica regolare, gestione dello stress e buone abitudini di sonno per un approccio olistico alla salute.

Integrando la varietà nella dieta antinfiammatoria, si possono sperimentare benefici sia fisici sia psicologici, rendendola più piacevole e sostenibile nel tempo.

8.4 Introduzione di Nuovi Alimenti e Ricette

L'aggiunta di nuovi alimenti e l'esplorazione di ricette diverse possono arricchire notevolmente una dieta antinfiammatoria, aumentando il piacere nel mangiare e garantendo un'ampia gamma di nutrienti. Grazie a questo punto possiamo focalizzarci su come incorporare con successo nuovi alimenti nella dieta e su come sperimentare con ricette creative che si allineino con i principi antinfiammatori.

1. Esplorazione di Nuovi Alimenti:

- Essere aperti a provare alimenti che non fanno parte della dieta abituale. Questo potrebbe includere varietà diverse di frutta e verdura, cereali integrali come quinoa o amaranto, e fonti alternative di proteine come tempeh o edamame.

- Visitare mercati locali o negozi specializzati per scoprire alimenti unici che potrebbero non essere disponibili nei supermercati tradizionali.

2. Sperimentazione con Ricette Internazionali:

- Esplorare ricette da diverse culture che enfatizzano l'uso di ingredienti freschi e antinfiammatori. Cucine come quella mediterranea, asiatica o indiana offrono un'ampia varietà di piatti che si allineano con una dieta antinfiammatoria.

- Questo non solo aggiunge varietà alla dieta, ma può anche aprire a nuovi sapori e metodi di cottura.

3. Uso Creativo degli Ingredienti:

- Sperimentare in cucina sostituendo ingredienti meno salutari con opzioni più salutari. Ad esempio, usare l'olio d'oliva al posto del burro, o integrare le insalate con una varietà di semi e noci per aggiungere texture e nutrienti.

- Creare piatti che combinano diversi gruppi alimentari, come insalate ricche di colori, zuppe nutrienti e piatti al forno ricchi di verdure.

4. Partecipazione a Corsi di Cucina e Workshop:

- Considerare la partecipazione a corsi di cucina o workshop per imparare nuove tecniche e ricette. Questo può essere un modo divertente e interattivo per espandere le proprie competenze culinarie.

- Questi eventi offrono anche l'opportunità di incontrare altri con interessi simili e condividere idee e consigli.

5. Ricerca di Ispirazione Online:

- Utilizzare Internet come risorsa per trovare nuove ricette e idee alimentari. Blog di cucina, canali YouTube, e forum possono essere fonti eccellenti di ispirazione.

- Molte piattaforme online offrono anche la possibilità di filtrare le ricette in base a specifiche esigenze dietetiche o preferenze.

6. Ascoltare il Proprio Corpo:

- Mentre si esplorano nuovi alimenti, è importante prestare attenzione a come il corpo reagisce. Alcuni alimenti potrebbero essere più adatti di altri in base alle risposte individuali.

- Questo processo di scoperta può aiutare a perfezionare ulteriormente la dieta in base alle esigenze personali.

7. Condivisione con Amici e Familiari:

- Condividere nuove scoperte e ricette con amici e familiari. Cucinare insieme può essere un'esperienza di legame e un modo per introdurre altri a uno stile di vita più salutare.

L'introduzione di nuovi alimenti e la sperimentazione con diverse ricette possono rendere una dieta antinfiammatoria non solo più nutriente ma anche più godibile e sostenibile.

8.5 Costruzione di un Piano Alimentare Settimanale

Un piano alimentare settimanale è uno strumento fondamentale per chiunque segua una dieta antinfiammatoria, poiché aiuta a organizzare i pasti, garantire un'adeguata varietà nutrizionale e ridurre lo stress della pianificazione quotidiana. Le informazioni riportate in questo punto saranno un'ottima base per il prossimo capitolo, che esplorerà strategie per gestire le situazioni in cui si è lontani da casa o si mangia fuori.

1. Pianificazione Basata su Obiettivi e Preferenze:

- Definire gli obiettivi nutrizionali settimanali, tenendo conto delle preferenze personali, delle esigenze dietetiche e degli obiettivi di salute.

- Considerare fattori come il tempo disponibile per cucinare, le competenze culinarie e il budget.

2. Bilanciamento dei Macronutrienti:

- Assicurarsi che ogni pasto includa una buona combinazione di carboidrati complessi (come cereali integrali), proteine magre (come pesce, legumi o tofu) e grassi sani (come olio d'oliva e avocado).

- Integrare una varietà di verdure e frutta per garantire un apporto adeguato di vitamine, minerali e fibre.

3. Variazione e Rotazione degli Alimenti:

- Variare le fonti di cibo per evitare la monotonia e garantire un'ampia gamma di nutrienti. Ad esempio, alternare tra diverse fonti di proteine e cereali integrali durante la settimana.

- Sperimentare con ricette diverse e nuovi alimenti per mantenere l'interesse e il divertimento nel mangiare.

4. Preparazione in Anticipo e Cottura in Lotti:

- Dedicare del tempo durante il fine settimana o nei giorni prefissati per preparare in anticipo alcuni componenti dei pasti, come cuocere cereali integrali, preparare proteine o tagliare verdure.

- Cucinare in lotti può semplificare la preparazione dei pasti durante la settimana, risparmiando tempo e riducendo lo stress.

5. Flessibilità e Adattabilità:

- Mentre la pianificazione è utile, è importante mantenere una certa flessibilità. Essere pronti ad adattare il piano in base alle circostanze impreviste o ai cambiamenti nei piani.

- Includere opzioni di pasti facili e veloci per i giorni particolarmente impegnativi.

6. Coinvolgimento della Famiglia e degli Amici:

- Se possibile, coinvolgere la famiglia o i coinquilini nella pianificazione dei pasti. Questo può aumentare l'accettazione e l'adesione alla dieta antinfiammatoria da parte di tutti.

- Condividere la responsabilità della preparazione dei pasti può rendere il processo più gestibile e piacevole.

7. Monitoraggio e Aggiustamenti:

- Valutare la risposta del corpo al piano alimentare settimanale e apportare modifiche se necessario. Ascoltare il proprio corpo è fondamentale per trovare il giusto equilibrio nutrizionale.

- Essere disposti a modificare il piano in base ai feedback fisici, come livelli di energia, digestione e benessere generale.

Un piano alimentare settimanale ben organizzato è un passo fondamentale per mantenere una dieta antinfiammatoria efficace e piacevole. Nel prossimo capitolo, esploreremo come gestire le situazioni di mangiare fuori casa, offrendo strategie per fare scelte alimentari intelligenti senza compromettere gli obiettivi di salute.

CAPITOLO 9: SALUTE A LUNGO TERMINE E PREVENZIONE

9.1 Gestire le Situazioni di Mangiare Fuori Casa

Mangiare fuori casa può presentare sfide uniche per chi segue una dieta antinfiammatoria. Tuttavia, con una pianificazione adeguata e strategie intelligenti, è possibile fare scelte alimentari sane anche in ristoranti, eventi sociali o in viaggio. Questo capitolo esplora come gestire le situazioni di mangiare fuori, garantendo la coerenza con uno stile di vita antinfiammatorio.

1. Ricerca e Pianificazione Anticipata:

- Prima di mangiare fuori, fare ricerche sui ristoranti per assicurarsi che offrano opzioni salutari. Esaminare i menu online o chiamare in anticipo per chiedere di opzioni antinfiammatorie.

- Quando si partecipa a un evento, informarsi in anticipo sul tipo di cibo che sarà servito e, se possibile, suggerire o portare opzioni che si adattino alla propria dieta.

2. Comunicazione Chiara delle Esigenze Dietetiche:

- Non esitare a comunicare le proprie esigenze dietetiche al personale del ristorante. Chiedere modifiche ai piatti, come sostituire i contorni o chiedere che il cibo venga cucinato in olio d'oliva anziché in burro.

- Essere specifici sulle esigenze può aiutare lo staff del ristorante a soddisfare le richieste.

3. Scegliere Sapientemente il Menu:

- Optare per piatti con una base di verdure, proteine magre e cereali integrali. Evitare cibi fritti, pani bianchi e salse pesanti o cremose.

- Preferire cotture come grigliata, al vapore o al forno, che sono generalmente più sane e meno infiammatorie.

4. Gestione delle Porzioni:

- Essere consapevoli delle dimensioni delle porzioni nei ristoranti, che spesso sono maggiori di quelle necessarie. Considerare di condividere i piatti o chiedere di mettere da parte una parte del pasto per un altro momento.

- Ascoltare i segnali di fame e sazietà del proprio corpo, evitando di mangiare troppo.

5. Moderazione nelle Bevande:

- Essere consapevoli delle scelte di bevande. Limitare il consumo di alcol e bevande zuccherate. Preferire acqua, tè non zuccherato o altre bevande senza zuccheri aggiunti.

6. Mantenere un Approccio Flessibile:

- Accettare che in alcune situazioni potrebbe non essere possibile aderire perfettamente alla dieta antinfiammatoria. In questi casi, fare la scelta migliore possibile e tornare alla normale routine dietetica il prima possibile.

7. Godersi l'Esperienza Sociale:

- Ricordare che mangiare fuori è anche un'esperienza sociale. Concentrarsi sul godimento della compagnia e dell'ambiente, oltre che sul cibo.

8. Ritorno alla Routine:

- Dopo una situazione di mangiare fuori, ritornare alla routine abituale della dieta antinfiammatoria il giorno successivo, senza sensi di colpa o stress eccessivi.

Mangiare fuori non deve essere un ostacolo al mantenimento di una dieta antinfiammatoria. Con le giuste strategie, si può godere di una vita sociale attiva e di pasti al di fuori di casa mantenendo al contempo scelte alimentari salutari.

9.2 Gestione di Vacanze e Viaggi

Viaggiare e andare in vacanza presentano delle sfide per chi segue una dieta antinfiammatoria, ma con la giusta preparazione e strategie adattative, è possibile mantenere uno stile di vita sano anche lontano da casa. Questo punto offre consigli pratici su come affrontare i viaggi e le vacanze senza compromettere gli obiettivi di salute antinfiammatori.

Pianificazione e Preparazione:

- Prima di partire, pianificare i pasti e fare ricerche sui ristoranti e le opzioni alimentari disponibili nella destinazione scelta. Considerare alloggi con cucina per poter preparare i propri pasti.

- Portare snack e cibi portatili antinfiammatori, come frutta secca, barrette energetiche, frutta fresca e verdure tagliate.

Scegliere Ristoranti e Alimenti Consapevolmente:

- Quando si mangia fuori, optare per ristoranti noti per l'uso di ingredienti freschi e naturali. Evitare fast food e piatti ricchi di grassi saturi o zuccheri.

- Non esitare a chiedere modifiche ai piatti per renderli più in linea con la dieta antinfiammatoria.

Mantenere l'Idratazione:

- Assicurarsi di bere molta acqua, soprattutto durante i viaggi aerei e in climi caldi. L'acqua è essenziale per sostenere i processi corporei e ridurre l'infiammazione.

Gestione delle Porzioni e Frequenza dei Pasti:

- Prestare attenzione alle dimensioni delle porzioni, specialmente quando si è esposti a buffet o a grandi pasti. Ascoltare i segnali di fame e sazietà del proprio corpo.

- Cercare di mantenere una routine regolare dei pasti, evitando di saltare i pasti o di mangiare troppo tardi.

Adattarsi alle Circostanze Locali:

- Quando si visita una nuova area, esplorare i cibi locali che si adattano alla dieta antinfiammatoria. Questo può includere frutta e verdura fresca, pesce o piatti a base di legumi.

- Sperimentare con cibi locali può essere un modo per godere della cultura locale mantenendo scelte alimentari sane.

Stile di Vita Attivo:

- Incorporare l'attività fisica nelle vacanze o nei viaggi. Questo può includere camminate, escursioni, nuoto o semplici esercizi da fare in camera d'albergo.

- L'esercizio aiuta a bilanciare eventuali deviazioni dalla dieta e a mantenere l'energia e la salute generale.

Gestione Dopo il Ritorno:

- Al ritorno da una vacanza o un viaggio, ritornare subito alla routine abituale antinfiammatoria. Se ci sono state deviazioni dalla dieta, non preoccuparsi eccessivamente ma riprendere le abitudini salutari.

Flessibilità e Bilanciamento:

- Mantenere una mentalità flessibile durante i viaggi. Godersi l'esperienza di viaggio è altrettanto importante per il benessere generale quanto aderire strettamente alla dieta.

Seguendo questi consigli, è possibile viaggiare e godersi le vacanze pur mantenendo uno stile di vita antinfiammatorio.

9.3 Gestione di Eventi Speciali e Festività

Gli eventi speciali e le festività rappresentano momenti significativi nella vita sociale di molte persone, ma possono anche rappresentare una sfida per coloro che seguono una dieta antinfiammatoria. Tuttavia, con la giusta strategia, è possibile partecipare a questi eventi mantenendo scelte alimentari sane. Di seguito saranno presentate alcune tecniche per sopperire a tale problematica.

Pianificazione e Preparazione:

- Prima di un evento speciale o una festività, pianificare in anticipo. Se possibile, informarsi sul menu e su quali opzioni antinfiammatorie saranno disponibili.

- Considerare di portare un piatto da condividere che sia gustoso e in linea con i principi della dieta antinfiammatoria.

Comunicare le Proprie Esigenze:

- Quando invitati a un evento, non esitare a comunicare in anticipo le proprie esigenze dietetiche agli ospiti o agli organizzatori. Molte persone sono disposte ad accomodare richieste speciali.

Scegliere Sapientemente:

- Durante l'evento, fare scelte alimentari consapevoli. Optare per cibi ricchi di verdure, cereali integrali e proteine magre, evitando opzioni ad alto contenuto di zucchero, grassi saturi o carboidrati raffinati.

Gestione delle Porzioni:

- Essere consapevoli delle dimensioni delle porzioni, specialmente quando ci sono molti piatti appetitosi disponibili. Ascoltare i segnali di fame e sazietà del corpo per evitare di mangiare eccessivamente.

Moderazione nelle Bevande:

- Essere consapevoli delle scelte di bevande. Limitare il consumo di alcol e bevande zuccherate, preferendo acqua o bevande non zuccherate.

Godersi l'Esperienza:

- Ricordare che la partecipazione a eventi speciali e festività non è solo sul cibo, ma anche sul godere della compagnia di amici e familiari. Concentrarsi sulla socializzazione può aiutare a distogliere l'attenzione dal cibo.

Flessibilità e Bilanciamento:

- Mantenere una mentalità flessibile. È naturale volersi concedere occasionalmente, specialmente in occasione di eventi speciali. L'importante è tornare alla routine normale antinfiammatoria il giorno successivo.

Ripresa Post-Evento:

- Se si devia dalla dieta antinfiammatoria durante un evento, non essere troppo duri con se stessi. Accettare che la flessibilità fa parte di uno stile di vita sostenibile e riprendere il normale regime alimentare il prima possibile.

Utilizzando queste strategie, è possibile navigare negli eventi speciali e nelle festività mantenendo uno stile di vita antinfiammatorio.

9.4 Adattare la Dieta Antinfiammatoria in Situazioni di Stress e Cambiamento

La vita è piena di cambiamenti e periodi di stress, che possono mettere alla prova la nostra capacità di mantenere uno stile di vita salutare. Durante questi periodi, può essere particolarmente difficile aderire a una dieta antinfiammatoria. Tuttavia, con strategie appropriate, è possibile gestire questi periodi mantenendo scelte alimentari salutari.

1. Riconoscimento dell'Impatto dello Stress:

- Riconoscere come lo stress influisca sulle scelte alimentari e sul metabolismo. Lo stress può portare a scelte alimentari malsane e aumentare l'infiammazione nel corpo.

- Imparare a identificare i segnali di stress e sviluppare tecniche efficaci per la sua gestione, come la meditazione, l'esercizio fisico o tecniche di respirazione.

2. Pianificazione e Preparazione:

- Durante periodi di stress o grandi cambiamenti, la pianificazione dei pasti può essere un salvavita. Preparare in anticipo pasti sani e facili da cucinare può prevenire la tentazione di ricorrere a cibi veloci e malsani.

- Mantenere a portata di mano snack salutari per evitare di cedere a snack trasformati o zuccherati.

3. Scegliere Alimenti che Combattono lo Stress:

- Incorporare nella dieta alimenti noti per le loro proprietà antistress, come frutta ricca di vitamina C, noci ricche di omega-3 e verdure a foglia verde.

- Evitare o limitare cibi che possono esacerbare lo stress e l'infiammazione, come caffeina, alcol e zuccheri raffinati.

4. Mantenere la Routine di Esercizio:

- Continuare con una routine regolare di esercizio fisico può aiutare a gestire lo stress e a mantenere la concentrazione sulla salute.

- Anche esercizi leggeri come camminate o yoga possono essere benefici per ridurre lo stress e mantenere l'equilibrio.

5. Flessibilità e Autocompassione:

- Essere flessibili con se stessi durante periodi particolarmente stressanti. Accettare che potrebbero esserci momenti in cui non è possibile aderire perfettamente alla dieta.

- Trattarsi con gentilezza e comprensione, ricordando che la perfezione non è l'obiettivo, ma piuttosto un impegno costante verso scelte più sane.

6. Cerca Supporto:

- Non esitare a cercare il supporto di amici, familiari o professionisti della salute. Condividere le proprie sfide e successi può essere incredibilmente incoraggiante.

- Considerare l'adesione a gruppi di supporto online o comunitari per ricevere consigli e motivazione.

7. Valutazione e Adattamento Continuo:

- Periodicamente valutare l'efficacia della dieta e dello stile di vita e apportare le modifiche necessarie.

- Essere aperti a modificare la dieta in risposta ai cambiamenti della vita e alle proprie esigenze di salute.

Utilizzando queste strategie, è possibile attraversare periodi di stress e cambiamento mantenendo uno stile di vita antinfiammatorio.

9.5 Il Ruolo del Supporto Sociale e della Comunità

Il supporto sociale e l'appartenenza a una comunità possono svolgere un ruolo cruciale nel successo a lungo termine di una dieta antinfiammatoria. La presenza di una rete di supporto può aiutare a superare gli ostacoli, fornire motivazione e incoraggiamento, e offrire una piattaforma per condividere esperienze e consigli. Queste considerazioni saranno fondamentali per il prossimo capitolo, che tratterà la conclusione e il riepilogo dei principi chiave per mantenere uno stile di vita antinfiammatorio.

1. Costruire una Rete di Supporto:

- Identificare amici, familiari o colleghi che possono fornire supporto morale e pratico. Condividere gli obiettivi di salute con loro può creare un senso di responsabilità e incoraggiamento.

- Partecipare a gruppi di supporto locali o online dove è possibile scambiare idee, ricette e strategie con persone che hanno obiettivi simili.

2. Partecipazione a Gruppi e Comunità Online:

- Unirsi a forum, gruppi su social media o blog dedicati alla nutrizione e alla salute. Questi spazi offrono l'opportunità di imparare da altri, fare domande e ricevere sostegno.

- Condividere successi e sfide può ispirare e motivare sia se stessi sia gli altri.

3. Coinvolgimento in Attività di Gruppo:

- Partecipare a eventi locali, workshop o classi che si concentrano sulla salute e il benessere. Attività come lezioni di cucina, gruppi di camminata o yoga di gruppo possono essere modi divertenti per incorporare la salute nella vita sociale.

- Queste attività offrono l'opportunità di socializzare e imparare in un ambiente supportivo.

4. Supporto Professionale:

- Per alcuni, può essere utile cercare il supporto di professionisti della salute come dietisti, nutrizionisti o allenatori personali. Questi esperti possono offrire consigli personalizzati e monitorare i progressi.

- I professionisti possono anche fornire responsabilità e supporto strutturato.

5. Condivisione di Ricette e Consigli Alimentari:

- Scambiare ricette e consigli alimentari con altri può essere un ottimo modo per variare la dieta e mantenere l'interesse. Organizzare cene o pranzi dove ciascuno porta un piatto può essere un'attività sociale divertente e salutare.

- Documentare e condividere i propri viaggi culinari tramite blog o social media può anche ispirare altri.

6. Sostenersi a Vicenda nei Momenti Difficili:

- In momenti di difficoltà o di tentazione, avere qualcuno a cui rivolgersi per supporto può fare una grande differenza. Questo può includere avere un "buddy" di dieta o un gruppo di amici con cui si può contare a vicenda.

- Ascoltare e offrire consigli basati sulla propria esperienza può essere estremamente utile.

7. Celebrare i Successi Insieme:

- Celebrare i traguardi raggiunti con la rete di supporto. Questo riconoscimento collettivo può essere un potente rinforzo positivo.

- Che si tratti di miglioramenti nella salute, perdita di peso o semplicemente di essere riusciti a cucinare un nuovo piatto, ogni successo merita di essere celebrato.

Il supporto sociale e la comunità giocano un ruolo insostituibile nel mantenimento di uno stile di vita antinfiammatorio. Nel prossimo capitolo, ci concentreremo sulla conclusione e sul riepilogo dei principali principi per sostenere uno stile di vita antinfiammatorio, consolidando i concetti chiave e le strategie discusse nel libro.

CAPITOLO 10: CONCLUSIONI E PASSI FUTURI

10.1 Conclusione e Riepilogo dei Principi Chiave

Nel concludere questo libro su come mantenere uno stile di vita antinfiammatorio, è importante riepilogare i principi chiave e le strategie che abbiamo esplorato. Questo capitolo serve a consolidare le conoscenze acquisite, offrendo un promemoria delle tecniche e delle abitudini più importanti per vivere una vita sana e antinfiammatoria.

1. Importanza di una Dieta Antinfiammatoria:

- Ricordare che la dieta gioca un ruolo cruciale nel modulare l'infiammazione nel corpo. Una dieta ricca di verdure, frutta, cereali integrali, proteine magre, e grassi sani è fondamentale.

- Evitare o limitare alimenti che promuovono l'infiammazione, come cibi trasformati, zuccheri raffinati, e grassi saturi.

2. Benefici dell'Esercizio Fisico Regolare:

- L'esercizio fisico non solo migliora la salute cardiovascolare e la gestione del peso, ma aiuta anche a ridurre l'infiammazione. Una routine di attività fisica regolare e bilanciata è essenziale.

- Incorporare una varietà di esercizi, tra cui cardio, forza e flessibilità, per massimizzare i benefici.

3. Gestione dello Stress e Recupero:

- Riconoscere l'impatto dello stress sull'infiammazione e adottare pratiche di riduzione dello stress come meditazione, yoga o tempo trascorso nella natura.

- Assicurarsi di avere un riposo adeguato, poiché la mancanza di sonno può contribuire all'infiammazione.

4. Pianificazione e Preparazione dei Pasti:

- Pianificare i pasti e preparare in anticipo per mantenere la coerenza con la dieta antinfiammatoria. Questo aiuta a evitare scelte alimentari poco salutari.

- Sperimentare con nuove ricette e alimenti per mantenere la dieta interessante e piacevole.

5. Supporto Sociale e Comunitario:

- Costruire una rete di supporto sociale, partecipare a comunità online o locali, e cercare il sostegno di professionisti della salute quando necessario.

- Condividere esperienze, sfide e successi può fornire motivazione e incoraggiamento.

6. Ascoltare il Proprio Corpo:

- Essere consapevoli di come il corpo reagisce a diversi alimenti e tipi di esercizio. Adattare la dieta e l'esercizio fisico alle proprie esigenze personali.

- Mantenere un approccio equilibrato, evitando estremismi e restrizioni severe.

7. Flessibilità e Adattabilità:

- Mantenere una mentalità flessibile, permettendo occasionali indulgenze e adattandosi alle situazioni della vita. L'equilibrio è la chiave per un approccio sostenibile.

- Ricordare che piccoli passi e coerenza nel tempo sono più importanti della perfezione.

Questo riepilogo fornisce le fondamenta per continuare a vivere uno stile di vita antinfiammatorio, aiutando a promuovere una salute ottimale e prevenire malattie croniche. Nel prossimo capitolo, introdurremo passaggi successivi e risorse per chi desidera approfondire ulteriormente la propria comprensione e implementazione di uno stile di vita antinfiammatorio.

10.2 Passaggi Successivi e Risorse Aggiuntive

Dopo aver imparato i principi fondamentali di uno stile di vita antinfiammatorio, il prossimo passo è approfondire ulteriormente la comprensione e applicare queste conoscenze nella vita quotidiana. In questo punto, dunque, esploreremo risorse aggiuntive e suggeriremo passaggi successivi per chi desidera espandere la propria conoscenza e pratica di uno stile di vita antinfiammatorio.

1. Ricerca Continua:

- Mantenere l'abitudine di leggere e informarsi. Riviste accreditate, libri recenti e studi scientifici sono risorse eccellenti per rimanere aggiornati sulle ultime ricerche in ambito nutrizionale e di esercizio fisico.

- Iscriversi a newsletter di esperti nel campo della salute e del benessere per ricevere aggiornamenti regolari.

2. Partecipazione a Eventi Educativi:

- Partecipare a seminari, workshop, conferenze o webinar. Eventi del genere offrono l'opportunità di apprendere direttamente da esperti e professionisti del settore.

- Questi eventi possono anche essere un'ottima opportunità per incontrare persone con interessi simili e costruire una rete di supporto.

3. Utilizzo di App e Strumenti Online:

- Esplorare l'uso di app per smartphone e siti web dedicati alla nutrizione e all'esercizio fisico. Molti di questi strumenti offrono la possibilità di tracciare i pasti, monitorare l'esercizio fisico e persino ricevere consigli personalizzati.

- Le app possono anche fornire ricette, piani alimentari e routine di esercizio.

4. Coinvolgimento in Gruppi di Supporto:

- Unirsi a gruppi di supporto locali o online dove è possibile condividere esperienze, sfide e successi con altre persone che seguono uno stile di vita simile.

- Partecipare a forum online o gruppi su piattaforme social per scambiare consigli e ricevere incoraggiamento.

5. Consultazione con Professionisti della Salute:

- Considerare consulenze regolari con nutrizionisti, dietisti o allenatori personali, soprattutto se si hanno esigenze dietetiche specifiche o obiettivi di fitness.

- I professionisti possono fornire consigli personalizzati e adattare le raccomandazioni alle esigenze individuali.

6. Sperimentazione in Cucina:

- Continuare a esplorare e sperimentare in cucina. Provare nuove ricette e tecniche di cottura può rendere l'alimentazione sia divertente sia nutritiva.

- Condividere le proprie creazioni culinarie con familiari e amici può anche aiutare a diffondere l'importanza di uno stile di vita antinfiammatorio.

7. Mantenere un Diario Personale:

- Tenere un diario personale dove annotare non solo i pasti e l'esercizio fisico, ma anche le sensazioni, i progressi e le sfide.

- Questo può aiutare a riflettere sull'efficacia dello stile di vita adottato e a identificare aree di miglioramento.

8. Continuare a Impostare Obiettivi:

- Stabilire obiettivi a breve e lungo termine per la dieta e l'esercizio fisico. Questi possono essere adattati e modificati nel tempo in base ai progressi e alle scoperte personali.

Approfondire e applicare i principi di uno stile di vita antinfiammatorio richiede impegno e dedizione. Tuttavia, con le risorse e gli strumenti giusti, è possibile creare un percorso personalizzato verso una salute ottimale.

10.3 Impostare Obiettivi Personali e Monitorare i Progressi

Per mantenere e rafforzare uno stile di vita antinfiammatorio, è fondamentale impostare obiettivi personali chiari e monitorare costantemente i progressi. Ecco alcuni passaggi chiave che è possibile attuare:

1. Definizione di Obiettivi SMART:

- Impostare obiettivi Specifici, Misurabili, Raggiungibili, Rilevanti e Temporali (SMART) per la dieta e l'esercizio fisico.

- Gli obiettivi SMART possono includere la riduzione del consumo di determinati alimenti infiammatori, l'incremento dell'attività fisica settimanale o il miglioramento di specifici indicatori di salute.

2. Valutazione Periodica:

- Pianificare valutazioni periodiche dei propri obiettivi. Questo potrebbe significare controlli settimanali, mensili o trimestrali per valutare i progressi.

- Utilizzare diari alimentari, app di tracciamento, misurazioni fisiche o test medici come strumenti per valutare i progressi.

3. Registrazione e Analisi dei Progressi:

- Mantenere un diario o un registro dove annotare il consumo di cibo, l'attività fisica, i livelli di energia, la qualità del sonno e altri fattori rilevanti.

- Analizzare periodicamente questi dati per identificare schemi, progressi e aree che necessitano di ulteriori miglioramenti.

4. Ascolto del Corpo:

- Oltre ai dati quantificabili, prestare attenzione ai segnali del corpo. Notare come cambiano le sensazioni di benessere, livelli di energia, digestione e umore.

- Aggiustare la dieta e l'esercizio in base a come ci si sente, oltre che ai risultati misurabili.

5. Celebrare i Successi:

- Riconoscere e celebrare i traguardi raggiunti, grandi o piccoli. Questo può aumentare la motivazione e la soddisfazione personale.

- Condividere i successi con la rete di supporto per rafforzare l'impegno e ricevere incoraggiamento.

6. Aggiustamenti e Flessibilità:

- Essere pronti a modificare gli obiettivi in base ai cambiamenti nella vita, nuove informazioni o feedback del corpo.

- Mantenere una mentalità flessibile per adattarsi a nuove circostanze, mantenendo sempre l'obiettivo generale di salute e benessere.

7. Uso di Risorse e Strumenti Aggiuntivi:

- Considerare l'uso di strumenti tecnologici come app di tracciamento, dispositivi indossabili o risorse online per facilitare il monitoraggio e l'analisi dei progressi.

- Ricercare nuove informazioni, partecipare a eventi educativi o consultare esperti per approfondire la comprensione e migliorare l'approccio.

8. Riflessione e Crescita Personale:

- Utilizzare il viaggio verso uno stile di vita antinfiammatorio come opportunità per la crescita personale. Riflettere su come le scelte di vita influenzano il benessere generale e su come si può continuare a crescere e adattarsi.

Impostare obiettivi personali e monitorare i progressi sono passaggi chiave nel mantenimento di uno stile di vita antinfiammatorio. Nel prossimo punto, esploreremo la gestione a lungo termine e il continuo adattamento di questo stile di vita, fornendo consigli per mantenere la coerenza e l'efficacia nel tempo.

10.4 Gestione a Lungo Termine e Continuo Adattamento
Il mantenimento di uno stile di vita antinfiammatorio a lungo termine richiede dedizione, adattabilità e una visione olistica della salute. Non si tratta solo di seguire una dieta o un regime di esercizio, ma di integrare questi aspetti in una filosofia di vita più ampia che comprenda benessere mentale, gestione dello stress e relazioni positive. Discuteremo, infatti, di strategie per sostenere e adattare lo stile di vita antinfiammatorio nel tempo, garantendo che rimanga efficace, realizzabile e gratificante.

1. Comprensione della Natura Evolutiva del Benessere:

- Riconoscere che la salute e il benessere sono processi dinamici. Le esigenze del corpo e della mente possono cambiare nel tempo a causa dell'età, delle condizioni di salute, dello stress e di altri fattori esterni.

- Essere disposti a rivedere e adattare la dieta e l'esercizio fisico in risposta a questi cambiamenti.

2. Integrazione Nella Vita Quotidiana:

- Sviluppare routine quotidiane che sostengano uno stile di vita antinfiammatorio, rendendolo parte integrante piuttosto che un'aggiunta esterna alla vita quotidiana.

- Cercare modi per rendere la dieta antinfiammatoria e l'esercizio piacevoli e gratificanti, così da facilitare la loro adesione a lungo termine.

3. Educazione Continua e Crescita Personale:

- Impegnarsi in un apprendimento continuo sulle ultime ricerche e sviluppi nella nutrizione e nell'esercizio fisico. Partecipare a seminari, leggere libri e articoli, o ascoltare podcast sono modi eccellenti per rimanere informati.

- Riflettere su come le nuove informazioni possano essere integrate nel proprio stile di vita.

4. Valutazione Regolare e Feedback:

- Condurre autovalutazioni regolari del proprio benessere fisico e mentale. Considerare indicatori come energia, umore, sonno, digestione e livelli di stress.

- Utilizzare feedback oggettivi, come controlli medici e monitoraggio fitness, per valutare i progressi e apportare modifiche se necessario.

5. Supporto Sociale e Condivisione:

- Mantenere una rete di supporto attiva, condividendo esperienze e imparando dagli altri. Partecipare a gruppi o comunità che condividono un interesse per uno stile di vita sano.

- Il supporto sociale può fornire motivazione, ispirazione e consolazione durante i momenti difficili.

6. Bilanciare Flessibilità e Consistenza:

- Essere flessibili nelle scelte quotidiane, permettendo occasionali deviazioni senza sensi di colpa, ma mantenendo una coerenza generale nello stile di vita.

- Ricordare che piccole deviazioni non compromettono il percorso generale verso la salute.

7. Gestione dello Stress e del Benessere Mentale:

- Integrare pratiche di riduzione dello stress e benessere mentale come parte fondamentale dello stile di vita. Tecniche come mindfulness, meditazione, hobby creativi e tempo nella natura possono essere molto efficaci.

- Riconoscere e affrontare lo stress e le questioni emotive, poiché possono avere un impatto significativo sulla salute fisica e sulla scelta dello stile di vita.

8. Ascolto e Rispetto del Proprio Corpo:

- Continuare a sviluppare la consapevolezza corporea, ascoltando i segnali del corpo e rispettando i suoi bisogni e limiti.

- Adattare la dieta e l'esercizio fisico in base ai segnali del corpo, garantendo che le scelte siano sempre allineate con il benessere personale.

Mantenere uno stile di vita antinfiammatorio a lungo termine è un impegno verso la salute globale e il benessere.

10.5 Affrontare e Superare le Sfide Future

Mentre procediamo nel nostro viaggio verso un benessere ottimale attraverso uno stile di vita antinfiammatorio, è inevitabile incontrare sfide lungo il percorso. Questo punto finale si concentra su come affrontare e superare queste sfide future, garantendo che le strategie e le abitudini che abbiamo sviluppato rimangano sostenibili e gratificanti a lungo termine. Sarà una conclusione interessante e appagante, che terrà conto dei principi e delle strategie discussi nei capitoli precedenti.

1. Anticipazione e Preparazione alle Sfide:

- Riconoscere che le sfide sono parte normale di qualsiasi cambiamento di stile di vita. Anticiparle e prepararsi mentalmente può aiutare a navigarle con maggiore resilienza.

- Pensare in anticipo ai potenziali ostacoli, come vacanze, eventi sociali o periodi di stress, e pianificare strategie per affrontarli.

2. Costruzione di Resilienza:

- Sviluppare resilienza per affrontare le sfide. Questo include accettare le deviazioni temporanee dalla dieta senza giudizio e riconoscere che ogni giorno offre una nuova opportunità per fare scelte positive.

- Riflettere sulle esperienze passate e su come sono state superate può rafforzare la capacità di affrontare le sfide future.

3. Adattabilità e Flessibilità:

- Mantenere una mentalità flessibile e adattabile. Avere piani di backup ed essere disposti a modificare la routine in risposta a circostanze inaspettate.

- La flessibilità aiuta a gestire situazioni difficili senza compromettere completamente i propri obiettivi di salute.

4. Supporto Continuo e Condivisione:

- Continuare a ricercare e offrire supporto. Condividere esperienze e sfide con altri può fornire nuove prospettive e soluzioni, oltre a rafforzare il senso di comunità.

- Considerare la possibilità di partecipare a gruppi di sostegno o di trovare un partner di responsabilità per mantenere la motivazione.

5. Monitoraggio e Valutazione Costanti:

- Continuare a monitorare i progressi e valutare periodicamente la routine di dieta ed esercizio. Questo non solo aiuta a mantenere la responsabilità, ma consente anche di apportare aggiustamenti tempestivi in base ai risultati ottenuti.

- Celebrare i successi, indipendentemente dalle dimensioni, e utilizzare i feedback per migliorare e raffinare l'approccio.

6. Mantenere la Prospettiva a Lungo Termine:

- Guardare al viaggio verso uno stile di vita antinfiammatorio come a un percorso a lungo termine verso la salute e il benessere. Evitare di concentrarsi troppo sui successi o sui fallimenti a breve termine.

- Riconoscere che le scelte salutari effettuate ogni giorno si sommano nel tempo per creare un impatto significativo sulla salute complessiva.

Conclusione: Mentre giungiamo alla conclusione di questo libro, è importante ricordare che il viaggio verso uno stile di vita antinfiammatorio è profondamente personale e in continua evoluzione. Ogni passo, ogni scelta e ogni giorno contribuiscono a plasmare un percorso verso una salute migliore e una vita più ricca. Con la conoscenza, le strategie e le risorse che abbiamo esplorato, siete ora meglio equipaggiati per navigare in questo viaggio con fiducia e consapevolezza.

L'adozione di uno stile di vita antinfiammatorio non è solo una serie di scelte dietetiche o di esercizio fisico; è una trasformazione olistica che abbraccia il benessere fisico, mentale ed emotivo. Questo libro spera di aver fornito gli strumenti e l'ispirazione per fare scelte che non solo combattono l'infiammazione, ma migliorano anche la qualità della vostra vita in ogni suo aspetto. Ricordate, il vostro viaggio verso la salute è un percorso unico e personale – uno che è sempre in evoluzione e che merita di essere celebrato ad ogni passo.

Se pensi che questo libro ti sia piaciuto e ti abbia aiutato ti chiedo solo di dedicare pochi secondi a lasciare una breve recensione su Amazon!

Grazie,

Matteo Silvestri